# Boostez votre énergie grâce au yoga

Peter Falloon-Goodhew

# Boostez votre énergie grâce au yoga

• MARABOUT •

Publié pour la première fois en Grande-Bretagne en 2002,
en deux volumes séparés sous les titres originaux Boost Energy et Stay Young,
par Dorling Kindersley Limited, 80 Strand, London WC2R ORL.


Ce livre a été réalisé à partir de *Anti-Âge* et *Énergie*

**Traduction** : Dominique Françoise
avec la collaboration d'Isabelle de Jaham et de Lydie Raisin
**Adaptation** : Élisabeth Boyer
**Mise en page** : Domino

Imprimé en France par Mame
Dépôt légal : février 2010
Edition : 40.6761.7/01
ISBN : 978-2-501-06588-7

# Sommaire

# Introduction

**La pratique du yoga permet une meilleure connaissance de soi sur les plans physique, intellectuel et émotionnel. Cette prise de conscience est indispensable pour se sentir bien dans sa peau, avoir confiance en soi, ne pas se laisser envahir par l'anxiété.**

Le yoga est non seulement une activité physique, mais également une philosophie; sa pratique régulière façonne peu à peu votre corps et votre esprit. Les différentes postures, les techniques respiratoires, les exercices de relaxation et de méditation accompagnés d'un mode de vie sain et équilibré vous aideront à rester en parfaite condition physique et intellectuelle et à avoir une vision plus positive de la vie.

Le yoga peut être pratiqué en toute sécurité par tous, quels que soient l'âge et la condition physique, à condition d'avoir conscience des limites à ne pas dépasser. Toutefois, avant de commencer, lisez attentivement l'encadré suivant.

### L'énergie qui est en vous

Dans le corps humain circulent différents types d'énergie qui agissent sur les plans physique, mental, émotionnel et spirituel. L'énergie métabolique est produite par les aliments que nous consommons et l'air que nous respirons. L'énergie vitale – le fait d'être heureux de vivre et d'être en excellente santé – joue également un rôle primordial.

Pour certains, l'énergie vitale n'est que l'expression de l'ensemble des énergies physiques générées par l'union du corps et de l'esprit. Pour d'autres, cette énergie est un élément subtil qui influe sur la perception que chacun porte sur sa vie. Dans les textes sanskrits, cette énergie vitale porte le nom de prâna. Cette force de vie universelle circule dans chaque être vivant et aussi dans chaque élément comme l'air ou l'eau. C'est en quelque sorte l'«intelligence» derrière la création.

### Manquer d'énergie

Quoi que vous pensiez, le fait de se sentir bien ne dépend pas simplement de la quantité d'énergie que vous avez en vous mais également de la manière dont cette énergie circule en vous. Ainsi, lorsque l'énergie est bloquée, vous vous sentez moins dynamique et plus fragile sur les plans physique, mental et émotionnel.

Lorsque les différentes énergies baissent, vous arrivez peut-être à faire face aux événements de la vie courante, mais la moindre action nécessitant un effort particulier vous fatigue. Vous êtes faible, lymphatique et vous vous sentez «vidé»; cette fatigue ou cette lassitude vous submergent dès le réveil.

**CONDITIONS PHYSIQUES**

Si vous ne pouvez pas faire d'effort physique ou si vous avez des problèmes de santé, adressez-vous à un médecin ayant une bonne connaissance du yoga ou à un professeur de yoga avant de pratiquer les exercices proposés dans cet ouvrage. Pour les maladies les plus courantes, vous trouverez quelques recommandations à suivre page 12. Les femmes enceintes ou qui viennent d'accoucher doivent se renseigner sur les exercices appropriés à leur état.

Sur le plan intellectuel, vous avez du mal à travailler, à lire ou à regarder la télévision. Vous n'arrivez pas à vous concentrer, vous êtes distrait et vous vous ennuyez rapidement. Vous n'avez aucune envie, ni aucun enthousiasme. Sur le plan émotionnel, une baisse d'énergie peut se manifester par de l'irritabilité et de la susceptibilité. Vous vous mettez en colère facilement, vous êtes angoissé, jaloux ou envieux. Vous avez une image négative de vous-même, des membres de votre famille et de vos amis.

**Des problèmes de santé sous-jacents**

Une baisse des différents types d'énergie peut être la manifestation d'un problème de santé sous-jacent. La fatigue alors ressentie s'accompagne généralement d'un état dépressif, de crises d'angoisse et d'insomnies. Ces symptômes peuvent apparaître à la suite d'une maladie virale, d'une anémie, d'un dysfonctionnement de la thyroïde, de problèmes respiratoires – asthme ou hyperventilation –, de diabète non traité ou de douleurs chroniques (arthrite ou maux de dos) associés à une grande fatigue. Une fatigue prolongée peut être liée à des maladies plus graves, n'hésitez pas à consulter votre médecin.

**Un régime alimentaire mal équilibré**

Pour accumuler suffisamment d'énergie, il est indispensable que votre régime alimentaire soit équilibré. Les apports nutritionnels doivent correspondre aux besoins de votre métabolisme. Manger trop ou pas assez, consommer trop de produits transformés et des aliments riches en additifs et/ou en sel, en sucre ou en arômes artificiels peuvent modifier les taux d'énergie. Par ailleurs, une surconsommation de produits pouvant entraîner une accoutumance comme la caféine ou l'alcool peut se traduire par des hausses et des baisses d'énergie.

**Une vie sédentaire**

Il arrive qu'une vie sédentaire, associée à de mauvaises postures, perturbe les systèmes digestif et cardiovasculaire, réduise la capacité respiratoire et entraîne un dysfonctionnement et une faiblesse des muscles. De plus, un manque d'activité explique souvent une certaine paresse intellectuelle qui, à son tour, se manifeste par un manque de dynamisme et ainsi de suite.

**Un manque de sommeil**

Nombreux sont ceux qui ne dorment pas suffisamment (en moyenne huit heures de sommeil par nuit). Si un manque de sommeil n'est pas rapidement comblé, la fatigue s'accumule et il est alors de plus en plus difficile de récupérer. Le manque de sommeil ralentit les réflexes, diminue la concentration, entraîne des troubles de la mémoire, réduit les performances physiques et peut être à l'origine d'erreurs de jugement ou de sautes d'humeur.

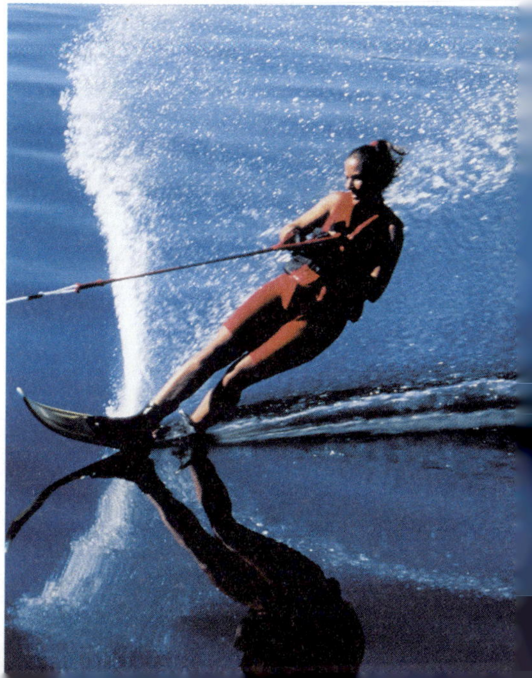

**LE YOGA
ET LES HABITUDES ALIMENTAIRES**

Le yoga prône une alimentation saine à base de produits frais et naturels consommés en quantité raisonnable.

- Mangez des aliments qui viennent d'être cuisinés.
- Ne mangez jamais avant que la digestion du repas précédent soit terminée.
- Lorsque vous prenez un repas, ne faites pas autre chose.
- Ne mangez pas lorsque vous êtes en colère ou préoccupé par quelque chose.
- Prenez de petites bouchées et mastiquez lentement.
- Ne buvez pas beaucoup en mangeant.
- Buvez beaucoup d'eau en dehors des repas.

### Un mode de vie stressant

Si vous passez beaucoup de temps sur votre lieu de travail, si votre charge de travail est trop importante ou si vous effectuez des tâches répétitives et peu enrichissantes sur le plan intellectuel, votre état physique et mental peut être considérablement affecté.

Les réserves d'énergie n'étant pas inépuisables, certaines personnes ont recours à des excitants – comme la nicotine – pour « faire face » et consomment des substances – par exemple de l'alcool – en fin de journée afin de « décompresser » sans être conscientes des effets nocifs que cela peut avoir à long terme.

Par ailleurs, des problèmes financiers ou relationnels, la solitude ou tout autre problème personnel peuvent diminuer vos réserves d'énergie et vous donner une image négative de la vie.

### Les effets du vieillissement

Si le vieillissement biologique est inévitable, les changements sont plus ou moins rapides selon les individus. Cette différence est en partie due aux gènes. Les facteurs génétiques jouent également un rôle dans de nombreuses maladies liées au vieillissement – hypertension, problèmes cardio-vasculaires, ostéoarthrite, diabète non insulinodépendant et certains cancers. Néanmoins, même si vous présentez une prédisposition héréditaire, vous ne serez pas forcément touchés par la maladie. La vie que vous menez – y compris la pratique d'exercices physiques – le fait de fumer ou non, ce que vous mangez, la manière dont vous stimulez votre intellect et dont vous gérez votre stress sont des facteurs déterminants pour le vieillissement.

Le mental joue également un rôle primordial. Pour rester jeune plus longtemps, ayez un regard positif sur la vie, soyez gai, bienveillant envers vous-même et votre entourage, fixez-vous des buts et adaptez-vous aux événements.

### Comment la pratique du yoga peut vous aider

L'essence même du yoga est de nous aider à tirer profit des réserves d'énergie qui sont en

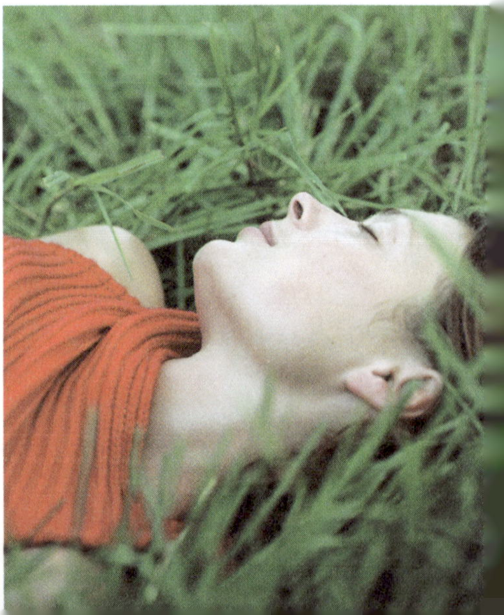

nous et ce même si nous sommes submergés par les contraintes de la vie de tous les jours, si nous sommes préoccupés par nos désirs, nos relations avec les autres, conjoint, enfants, amis ou collègues, et si nous sommes aveuglés par des préjugés et autres facteurs qui agissent sur notre physique et notre mental.

La seule manière de surmonter les diverses épreuves auxquelles nous sommes confrontés est de prendre du recul et «se laisser aller». Les postures, les différentes techniques respiratoires, les exercices de relaxation et de méditation nous aident à contrôler notre corps, notre esprit et nos émotions.

La réalisation et le maintien de certaines postures stimulent le système cardio-vasculaire, tonifient les muscles, développent le sens de l'équilibre, les réflexes, la coordination des mouvements et aussi celle de la respiration et des gestes. Une pratique régulière du yoga apporte un regain de vitalité tant sur le plan physique que mental.

**Avoir une nouvelle approche de la vie**

La plupart des gens agissent en étant poussés par leur ego, leurs désirs, leurs obsessions, leurs préjugés, leurs espoirs et leurs peurs; aussi leur est-il très difficile de se laisser aller et de devenir altruistes. De plus, pour parvenir à atteindre l'état d'esprit prôné par les maîtres du yoga, ils doivent être convaincus de la nécessite de changer leur façon d'agir.

Si vous parvenez à modifier votre comportement, à maîtriser ou éliminer les émotions négatives, si vous respectez les autres, si vous éprouvez de la compassion à leur égard et apprenez à faire ce que vous dicte votre cœur, vous aurez un regain d'énergie. Vous serez moins fragile et ne vous laisserez plus détruire par le côté négatif des événements que vous vivez ou des êtres qui vous entourent. Ces changements n'auront pas lieu du jour au lendemain. Vous devrez sans cesser observer votre comportement et contrôler vos pensées en essayant d'être le plus objectif possible afin de devenir de plus en plus positif.

Être en harmonie avec la nature et prendre le temps de vivre vous sera également bénéfique. Prêtez attention et profitez du monde qui vous entoure ; émerveillez-vous de ce que vous offre la nature, vous sentirez ainsi «l'intelligence sous-jacente de l'univers» et serez moins replié sur vous-même. Enfin, pour vous ressourcer, n'hésitez pas à passer un moment en pleine nature.

COMMENT UTILISER CET OUVRAGE?

Ce livre est divisé en trois parties. La première partie, **Les Fondements**, vous donne un certain nombre de conseils essentiels pour bien pratiquer le yoga : matériel, étirements ainsi que quelques techniques respiratoires. **L'Union du corps et de l'esprit** présente différentes postures, techniques respiratoires, exercices de méditation et de relaxation. Travaillez une ou deux postures, puis, lorsque vous les maîtriserez, passez aux suivantes. Regardez attentivement les photographies afin d'avoir une idée globale de la posture, puis respectez les étapes les unes après les autres. Si vous ne pouvez pas franchir toutes les étapes d'une posture, n'allez pas au-delà de vos limites, mais essayez plutôt sa variante lorsque celle-ci est proposée.

Dans la partie **Les Enchaînements**, certaines postures et différentes pratiques (respiration, relaxation ou méditation) sont associées. Pour réaliser ces enchaînements, vous devez parfaitement maîtriser chacune des postures. La meilleure façon de pratiquer le yoga est de le faire sous l'égide d'un professeur. C'est pourquoi nous vous recommandons vivement de vous inscrire à un cours.

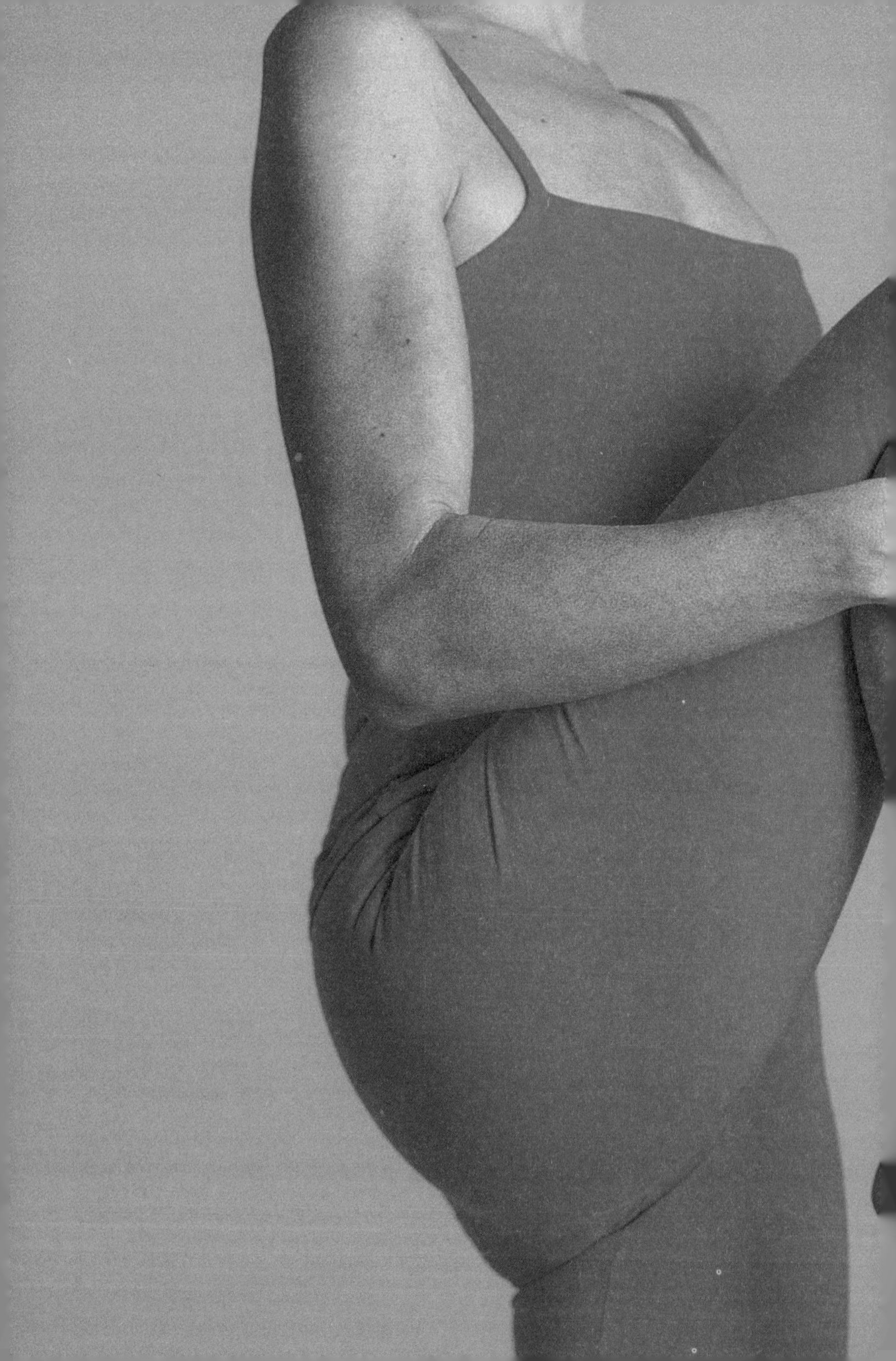

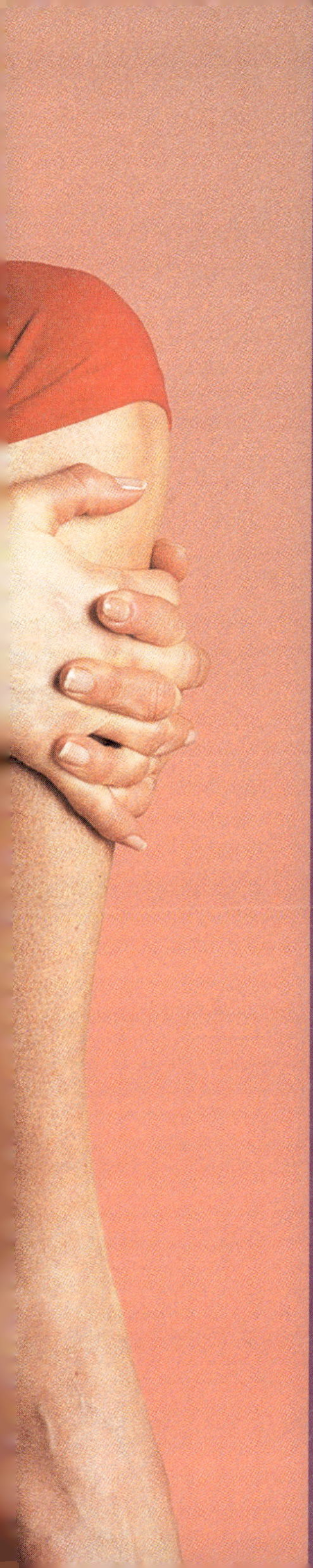

# Les fondements

Vous trouverez dans cette partie quelques postures de base, des exercices préliminaires qui vous feront prendre conscience de l'essence même du yoga et des exercices fondés sur les techniques respiratoires et les étirements pour assouplir le corps et coordonner la respiration et le mouvement.

# Avant de commencer

La pratique du yoga n'est pas simplement un exercice physique, c'est également une philosophie. Les recommandations suivantes vous aideront à prendre conscience de votre corps.

La pratique du yoga doit être régulière. Mieux vaut opter pour une courte séance tous les jours que pour une longue séance une ou deux fois par semaine. Pratiquez le yoga l'estomac vide, soit trois heures après un repas copieux, deux heures après un repas léger et une heure après un encas.

L'idéal est de pratiquer avant le petit déjeuner ou en fin d'après-midi. Portez des vêtements amples qui n'entravent ni vos mouvements ni votre respiration. Ayez à portée de la main un tapis antidérapant et installez-vous dans un endroit suffisamment spacieux pour effectuer les étirements

.Si vous débutez, soyez tout particulièrement à l'écoute de votre corps. S'il est tout à fait normal de ressentir des courbatures après les deux premières séances, vous ne devez pas avoir mal. Si tel est le cas, cela veut dire que vous êtes allé au-delà de vos limites. Si vous ressentez des douleurs dans la poitrine, des palpitations, des vertiges ou que vous avez le souffle court, arrêtez-vous et recommencez l'exercice sans forcer. Si ces problèmes persistent, demandez un avis médical.

N'essayez jamais de rivaliser avec les personnes qui pratiquent le yoga avec vous. Soyez patient et tenez compte de vos forces et de vos faiblesses. Ayez conscience de vos limites que seule une pratique régulière vous permettra de dépasser peu à peu.

À chaque posture correspond une contre-posture. Si vous faites une flexion avant, penchez-vous ensuite en arrière, et si vous vous penchez en arrière, faites ensuite une flexion avant ou une torsion. Si vous sollicitez un côté de votre corps par exemple dans la posture du triangle (p. 72), répétez toujours le mouvement de l'autre côté.

### TENIR COMPTE DE SA CONDITION PHYSIQUE

- Si vous souffrez d'hypertension, si vous avez des problèmes cardiaques, un glaucome ou un décollement de rétine, ne penchez jamais la tête plus bas que le niveau du cœur.
- Si votre tension artérielle est élevée ou si vous avez des problèmes cardiaques, ne gardez pas une posture debout ou complexe trop longtemps. Si vous souffrez d'hypertension, ne gardez pas les bras levés au-dessus de la tête trop longtemps.
- Si vous souffrez d'hypotension, relevez-vous lentement après une posture inversée.
- Si vous avez des problèmes de dos ou une sciatique, évitez les flexions et les torsions. Penchez-vous en avant, les genoux fléchis.
- Si vous avez une hernie ou si vous venez de subir une intervention chirurgicale de l'abdomen, ne sollicitez pas cette partie du corps.
- Si vous souffrez d'arthrite, ne sollicitez pas vos articulations.
- Si vous souffrez d'arthrite ou autres problèmes dans la nuque, levez, penchez et tournez doucement la tête.
- Les femmes qui ont leurs règles doivent effectuer les mouvements en douceur et éviter les postures inversées ou les postures qui sollicitent fortement la zone pelvienne.

# Les postures de base

Pour chaque posture et chaque enchaînement, surveillez votre position, que vous soyez assis, debout ou couché. Certaines postures nécessitent un support (coussin, traversin, bloc de mousse ou chaise), notamment si votre corps est tendu ou si vous manquez d'équilibre. Respectez toujours les limites de votre corps.

## Une bonne posture

La position debout est une posture qui développe le sens de l'équilibre et facilite l'exécution de postures plus complexes.

La position assise est la plus courante pour les exercices de respiration et de méditation. La tête et le dos doivent être droits.

La position allongée est la plus habituelle pour les exercices de relaxation. La tête et le corps doivent être parfaitement alignés.

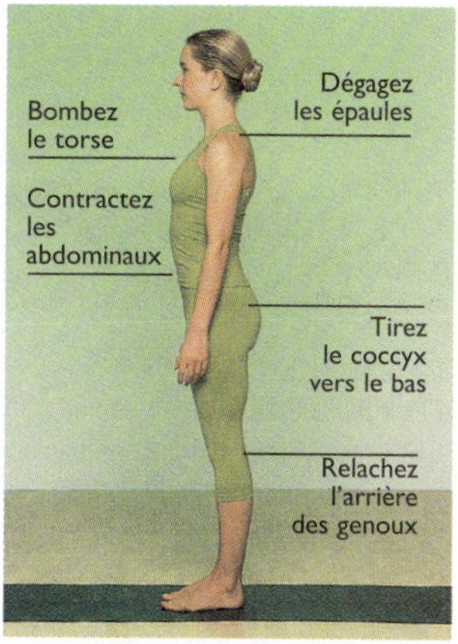


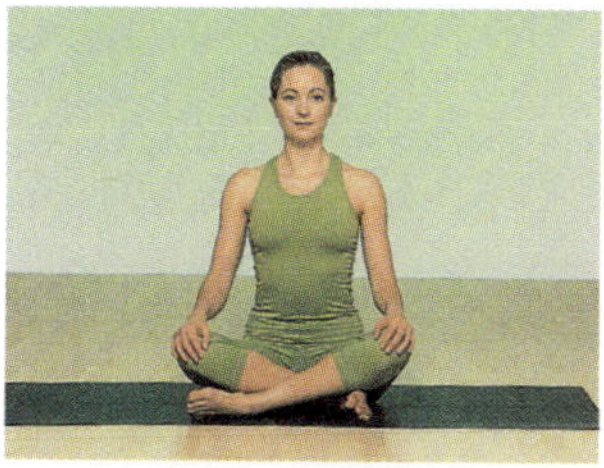

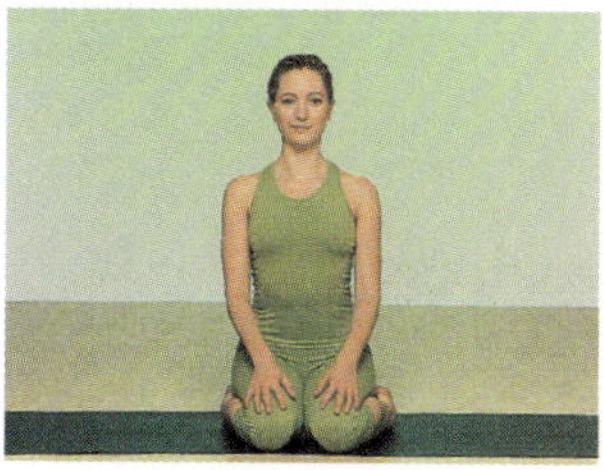

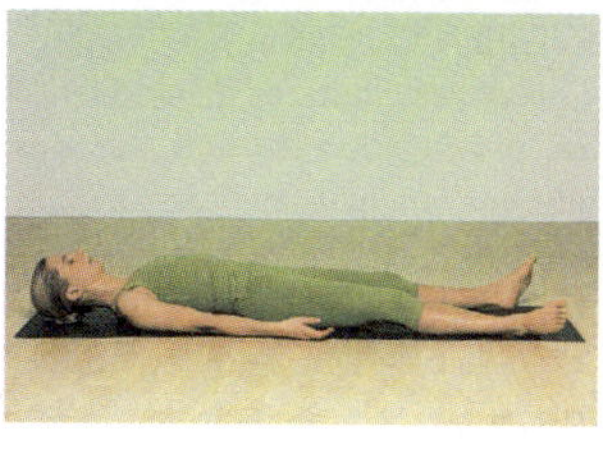

### LA POSITION DEBOUT

Vous êtes debout, dos droit, pieds parallèles, écartés de la largeur du bassin. Les oreilles, le dessus des épaules, les hanches et les chevilles sont alignés. Enfoncez les pieds dans le sol et grandissez-vous. Bombez le torse. Le corps est en parfait équilibre. Regardez fixement devant vous, détendez-vous et respirez naturellement.

### LA POSITION ASSISE

Cette posture est idéale pour les exercices respiratoires. Croisez les jambes et glissez les pieds sous les genoux opposés. Penchez-vous légèrement en avant afin de décoller les ischions. La colonne vertébrale et la tête sont droites et alignées. Il n'y a aucune tension au niveau du bassin.

### LA POSITION AGENOUILLÉE

S'il vous est difficile de rester assis en tailleur, asseyez-vous sur les talons, l'avant des cuisses parallèle au plafond. Pour plus de confort, écartez les genoux et les pieds, et asseyez-vous sur un bloc de mousse, une couverture pliée ou un traversin. La colonne vertébrale et la tête sont droites et alignées. Les mains sont à plat sur les cuisses ou les genoux.

### LA POSITION ALLONGÉE

Cette position se prête merveilleusement aux exercices de relaxation. Vous êtes allongé sur le dos, les jambes écartées de la largeur des hanches, les pieds détendus, les bras légèrement dégagés du torse et les paumes tournées vers le plafond. La tête est droite et repose au sol.

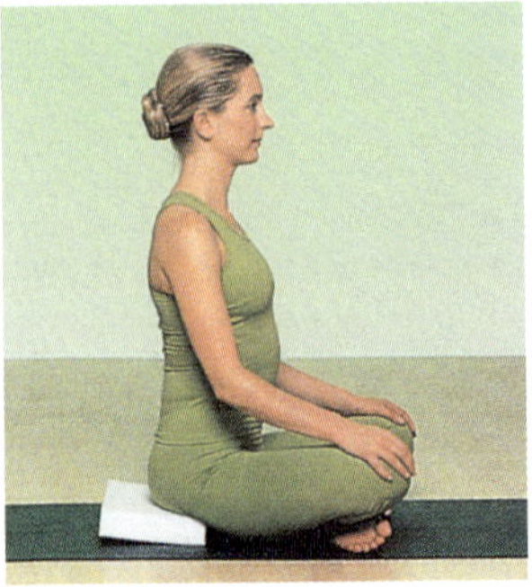

## UTILISATION D'UN BLOC DE MOUSSE

Si les articulations des hanches sont raides, asseyez-vous sur un bloc de mousse pour certains exercices d'étirement comme la flexion avant assis jambes croisées (p. 98). Si vous avez mal à la nuque lorsque vous êtes allongé sur le dos, glissez le bloc de mousse sous la tête.

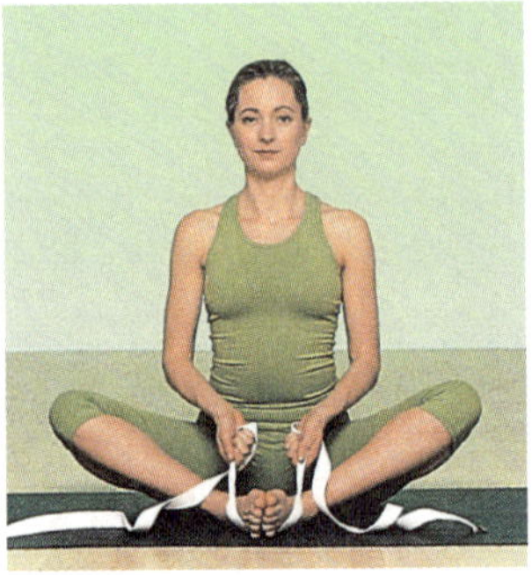

## UTILISATION D'UNE CEINTURE

L'utilisation d'une ceinture facilite l'exécution de mouvements spécifiques en évitant les tensions au niveau du dos. Pour certains exercices d'ouverture des hanches , la ceinture permet d'étirer la colonne vertébrale.

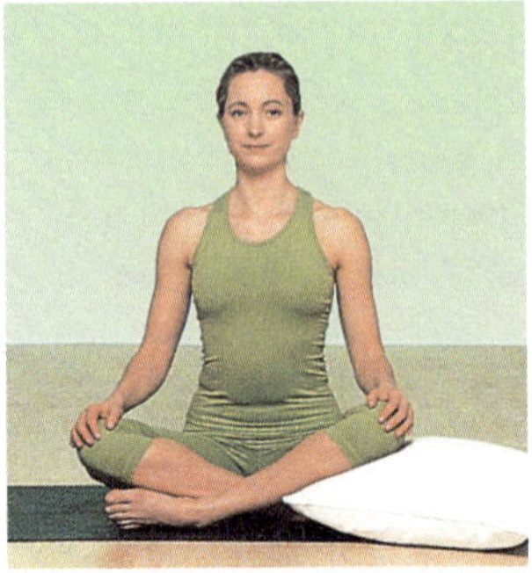

## UTILISATION D'UN COUSSIN

Vous pouvez vous asseoir sur un coussin ou l'utiliser pour soutenir votre tête. Il permet aussi de relâcher la tension musculaire. Par exemple, pour la flexion avant assis jambes croisées (p. 98), un coussin placé sous les genoux fléchis permet de relâcher la tension au niveau des adducteurs.

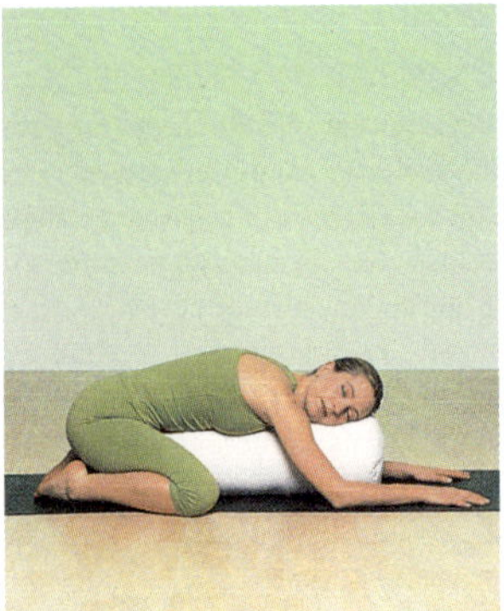

## UTILISATION D'UN TRAVERSIN

Un traversin permet de soutenir une partie du corps ou d'éliminer une tension. Si vous avez des problèmes de dos, glissez un traversin sous vos genoux lorsque vous êtes allongé sur le dos.

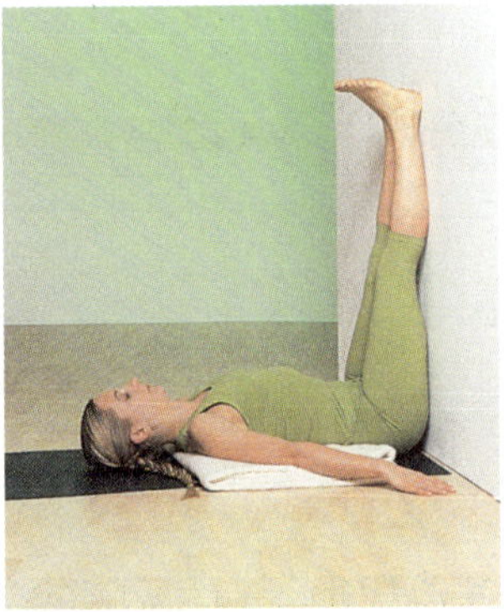

## UTILISATION D'UNE COUVERTURE

Durant les exercices de méditation ou de relaxation, le corps se refroidit rapidement. N'hésitez pas à utiliser une couverture. Dans les postures sur les épaules comme la chandelle en appui contre un mur (p. 56), pliez une couverture que vous glissez sous vos épaules en veillant à ce que la tête soit à même le sol.

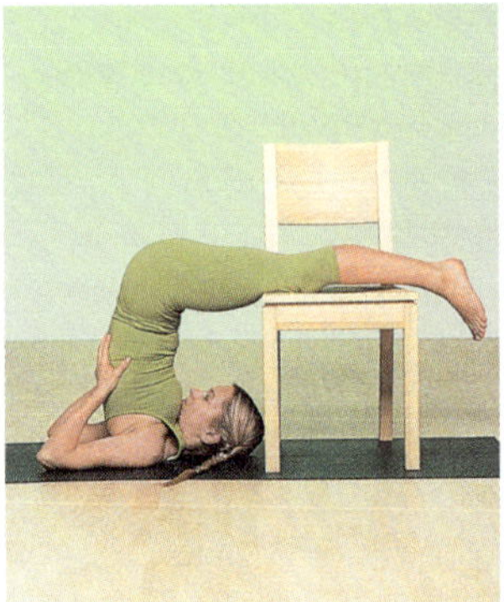

## UTILISATION D'UNE CHAISE

Utilisée pour certaines postures assises, la chaise peut également servir de support à l'une ou l'autre partie du corps notamment si vous n'êtes pas assez souple pour poser les pieds au sol derrière la tête (la charrue p. 92) ou si vous avez des problèmes d'équilibre (l'arbre p. 75).

# La concentration

Avant de commencer une séance de yoga, prenez quelques instants pour vous concentrer sur le lieu et l'instant présent et vous préparer physiquement et moralement à effectuer les différentes postures. Installez-vous dans un endroit tranquille et choisissez la position – debout, assise ou allongée – qui vous semble la plus propice à la concentration. Observez votre respiration jusqu'à ce qu'elle soit calme et régulière et que votre esprit soit apaisé. Si votre corps et vos muscles sont tendus, allongez-vous sur le dos et suivez les recommandations ci-dessous afin d'être suffisamment décontracté pour poursuivre la séance.

## Se concentrer

1 Vous êtes allongé sur le dos, les genoux fléchis, les pieds écartés de la largeur du bassin, les bras décollés du torse, les paumes tournées vers le plafond et les doigts légèrement repliés vers l'intérieur. La tête est droite et repose sur le sol, la nuque détendue. Si besoin est, glissez sous votre tête un bloc de mousse ou un coussin peu épais.

2 Collez le bas du dos au sol. Allongez doucement les jambes qui sont décontractées. Les pieds tombent sur le côté (si cette position n'est pas confortable, gardez les genoux fléchis). Fermez les yeux. Essayez d'identifier les parties tendues ou contractées de votre corps.

3 Concentrez-vous sur chacune des parties de votre corps en commençant par les pieds, puis en remontant vers les mollets, les cuisses, les hanches, les fesses, les mains, les avant-bras, les bras, la poitrine, le bas du dos, les épaules, la nuque et le visage. Commandez à chaque partie du corps de se détendre. Concentrez-vous ensuite sur la respiration. Vérifiez que vous respirez par les deux narines. N'essayez ni de contrôler votre respiration ni d'en modifier le rythme. Concentrez-vous simplement sur les inspirations et les expirations. Votre respiration devient plus lente et plus profonde. À chaque expiration, laissez-vous aller un peu plus. Votre corps s'enfonce dans le sol tout en restant léger.

4 Concentrez-vous sur les expirations qui, peu à peu, deviennent légèrement plus longues que les inspirations. Comptez à rebours dix expirations. Lorsque vous avez terminé, tournez lentement la tête d'un côté puis de l'autre trois fois de suite. Inspirez, levez les bras à la verticale, puis tendez-les derrière la tête. Les doigts sont tendus. Le bas du dos est collé au sol et les talons pointent vers le mur d'en face. Maintenez la position pendant quelques respirations naturelles. Expirez et ramenez les bras le long du corps ou posez les mains sur l'abdomen. Laissez-vous aller complètement. Tournez-vous lentement sur un côté, inspirez et expirez plusieurs fois. Passez lentement en position assise et relevez-vous.

# Généralités sur la respiration

**Bien respirer est capital sur les plans physique, mental et émotionnel. Dans la pratique du yoga, la respiration achemine l'énergie vitale – le souffle vital – dans le corps.**

La respiration fournit au corps l'oxygène indispensable pour bouger, penser et éprouver des sentiments, et permet le rejet du gaz carbonique. Lorsque les muscles respiratoires situés entre les côtes ou derrière la cage thoracique sont contractés, vous ressentez une douleur dans la poitrine et vous êtes oppressé.

Certaines techniques respiratoires éliminent les tensions ressenties dans le haut du corps, y compris dans la nuque et les épaules. En outre, elles vous permettent d'adapter votre respiration en fonction d'une situation donnée.

Le souffle est un lien puissant qui relie le corps et l'esprit. Le contrôle de la respiration – régulière ou saccadée, rapide ou lente, superficielle ou profonde, respiration par la bouche ou respiration nasale alternée – a une influence sur l'état physique, mental et émotionnel de chacun.

### Savoir bien respirer

La pratique du yoga fait le plus souvent appel à la respiration par le nez et sollicite fortement le diaphragme. Généralement lente, non saccadée et profonde, la respiration doit accompagner les mouvements : inspiration pour les mouvements d'ouverture comme les flexions arrière et expiration pour les mouvements de fermeture comme les flexions avant.

Les exercices suivants qui peuvent être pratiqués en position debout, assise ou couchée, vous aideront à prendre conscience du rôle primordial des muscles respiratoires.

# La respiration complète

**Cette technique, qui combine la respiration abdominale, thoracique et claviculaire, permet d'acheminer l'énergie vitale dans tout le corps et d'éliminer les tensions. Inspirez et expirez profondément.**

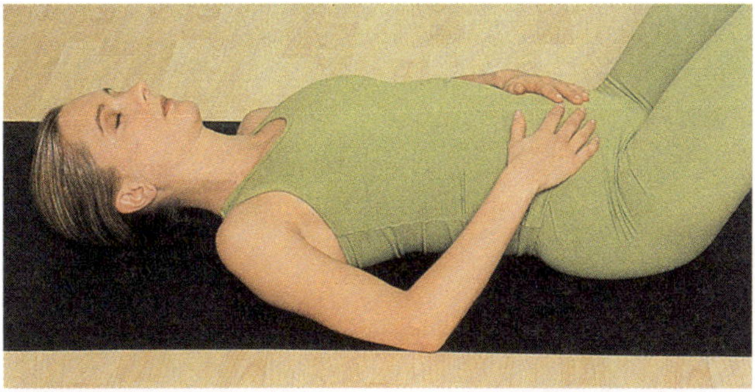

1 Vous êtes allongé sur le sol, les genoux fléchis et les paumes à plat sur l'abdomen. Les majeurs se touchent. Inspirez. L'abdomen se gonfle. Les doigts ne se touchent plus. Expirez. L'abdomen redescend et les doigts se touchent à nouveau. Répétez l'exercice six fois de suite.

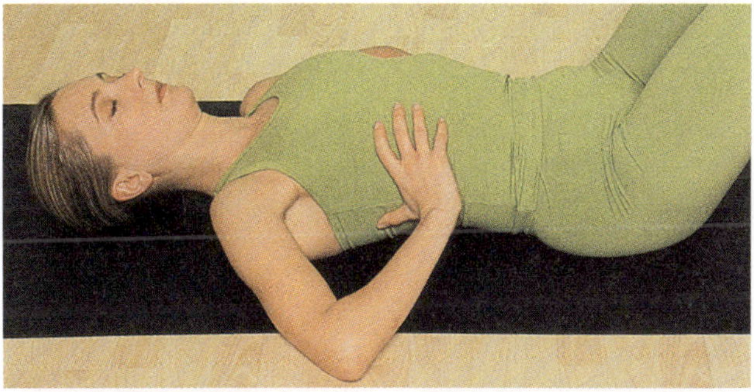

2 Posez les mains de chaque côté de la cage thoracique. Les pouces sont appuyés sur l'arrière de la cage thoracique et les autres doigts sur le devant. Inspirez. Les côtes ressortent et remontent. Expirez. La cage thoracique redescend. Répétez l'exercice six fois de suite.

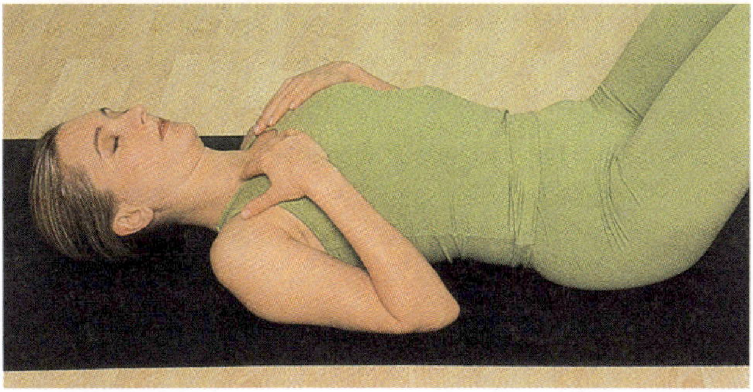

3 Posez les doigts sur les clavicules. Inspirez. La partie supérieure de la poitrine se gonfle et les doigts remontent légèrement vers la tête. Expirez. La poitrine et les doigts redescendent. Répétez l'exercice six fois de suite.

# Les étirements de base

Les étirements suivants développent la coordination des mouvements et de la respiration et étirent les muscles les plus raides. Pendant les étirements, concentrez-vous sur la respiration.

## Étirement vers le haut et le bas

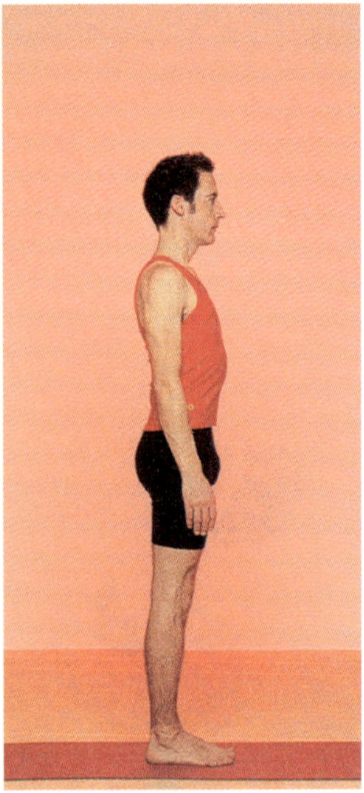

1 Vous êtes en position debout , pieds parallèles écartés de la largeur du bassin. Regardez fixement devant vous et privilégiez la respiration complète.

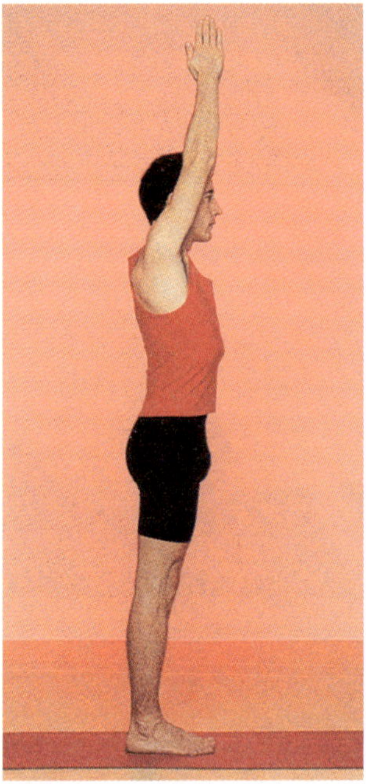

2 Inspirez, puis dégagez lentement les bras du torse et montez-les au-dessus de la tête. Joignez les mains. Les doigts sont tendus. Vous regardez toujours devant vous.

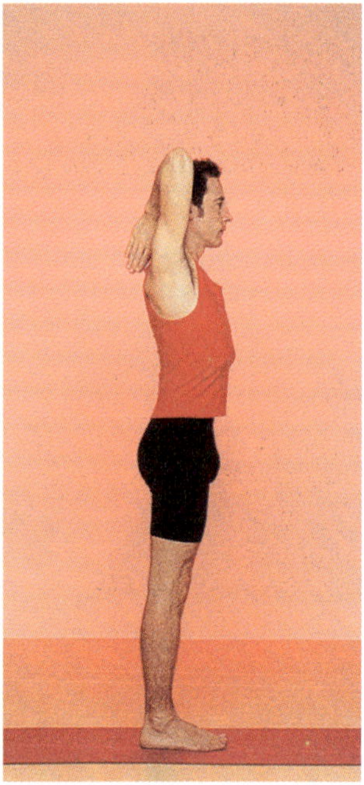

3 Expirez, tirez les bras en arrière et pliez-les. Les mains sont jointes et touchent le haut du dos. Les doigts pointent vers le sol. Tirez les coudes vers le plafond.

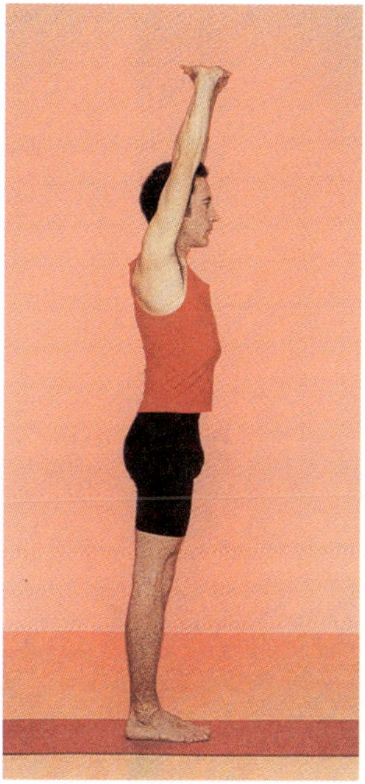

4 Croisez les doigts. Inspirez, puis levez à nouveau les bras au-dessus de la tête en poussant les paumes vers le plafond.

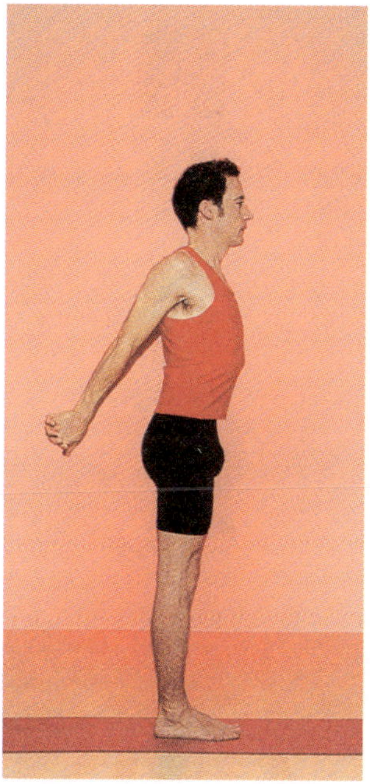

5 Expirez, baissez les bras sur les côtés. Inspirez, tirez les bras vers l'arrière et croisez les doigts. Gonflez la poitrine et rentrez l'abdomen.

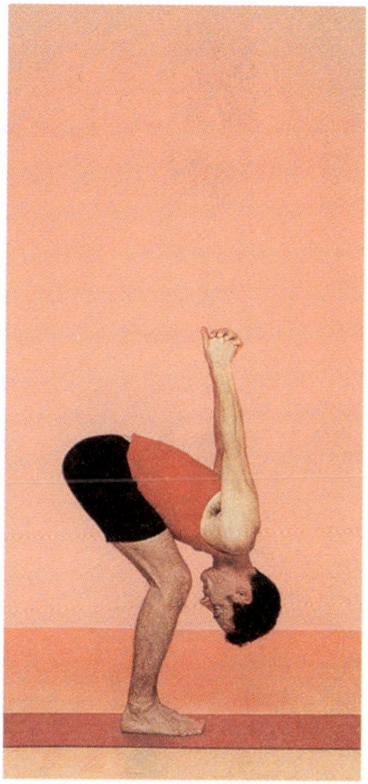

6 Expirez et penchez-vous en avant à partir des hanches en fléchissant les genoux. Tirez les bras le plus possible vers le plafond. Inspirez et redressez-vous en tirant à nouveau les bras vers l'arrière. Ramenez les bras sur les côtés en expirant. Répétez l'exercice plusieurs fois.

# Brasse : tonifier les pectoraux

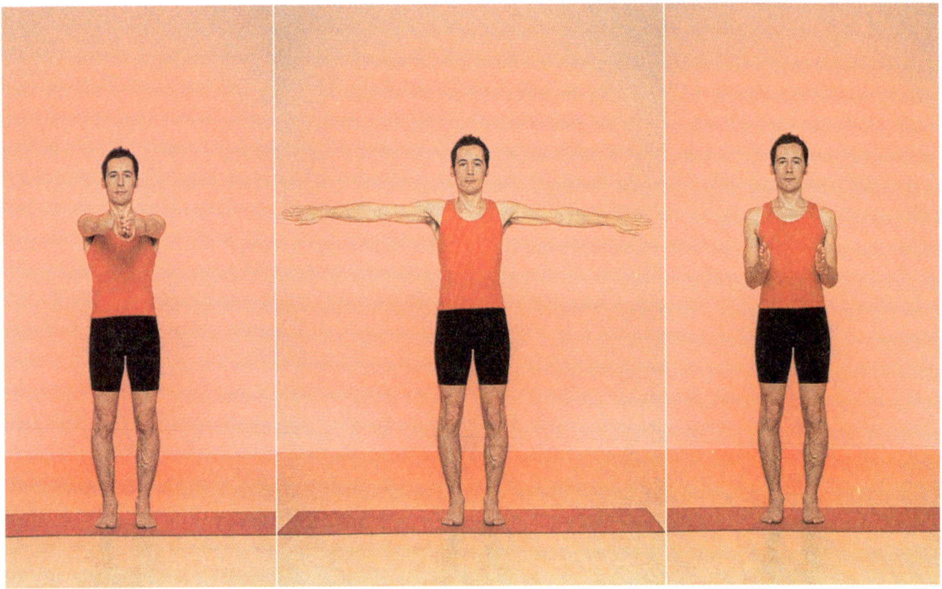

1 Vous êtes debout, le dos droit. Tendez les bras en avant à hauteur des épaules et joignez les paumes des mains. Respirez naturellement deux ou trois fois, puis inspirez et retournez les mains afin que les dos se touchent.

2 Expirez, tendez les bras à l'horizontale sur les côtés, puis dessinez un cercle de l'arrière vers l'avant comme si vous nagiez la brasse.

3 Collez les coudes au corps, tendez les avant-bras, inspirez et joignez les mains. Répétez l'exercice plusieurs fois de suite. Le mouvement est lent et non saccadé.

# Dos crawlé : tonifier le dos

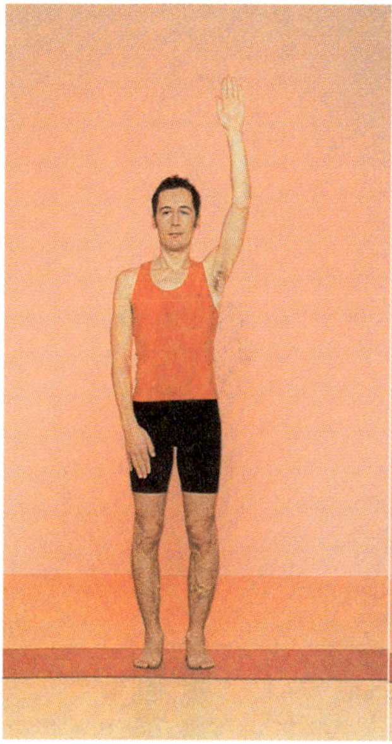

1 Vous êtes debout, le dos droit, les pieds parallèles. Les mains sont à plat sur les cuisses. Attendez que votre respiration soit calme et régulière. Inspirez, tendez le bras gauche en avant, puis levez-le à la verticale.

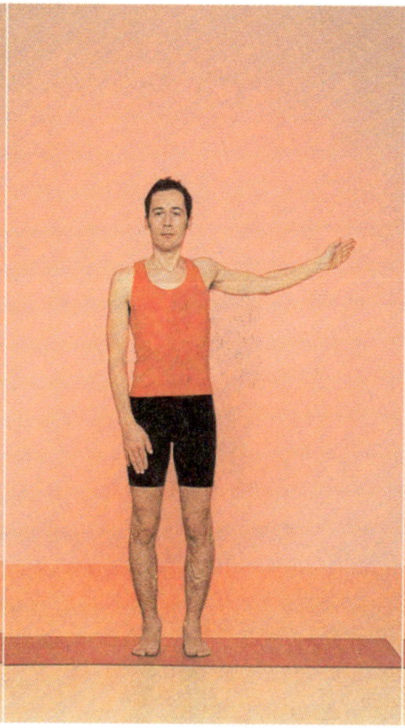

2 Dessinez un cercle en tirant le bras gauche vers l'arrière comme si vous nagiez le dos crawlé. Pour empêcher le buste de tourner, appuyez fortement la main droite sur la cuisse droite. Regardez fixement devant vous.

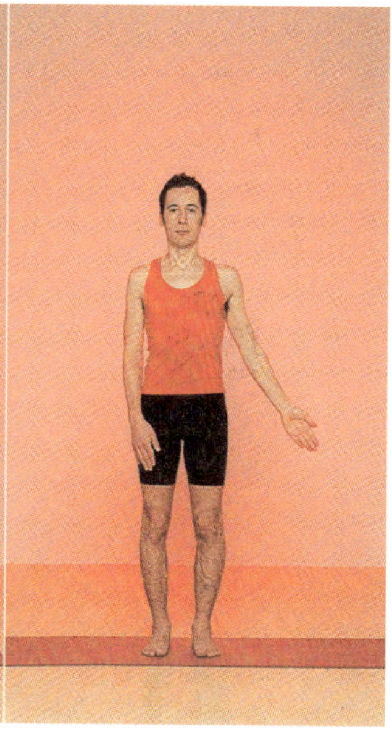

3 Ramenez le bras gauche le long du corps. Répétez l'exercice plusieurs fois en changeant à chaque fois de bras, puis inspirez en dessinant un cercle avec le bras droit et expirez en dessinant un cercle avec le bras gauche.

# Étirement latéral et torsion du buste

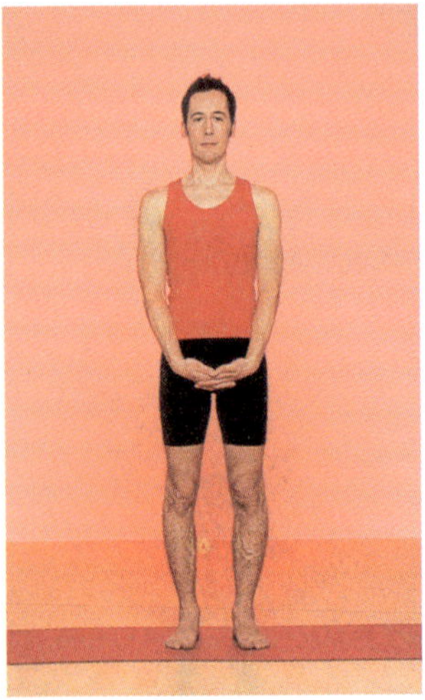

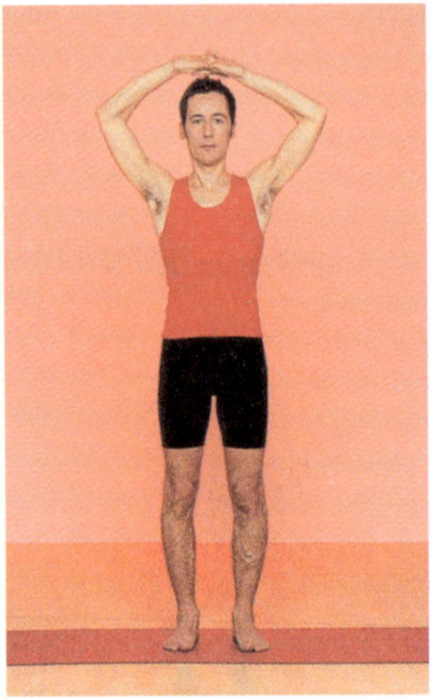

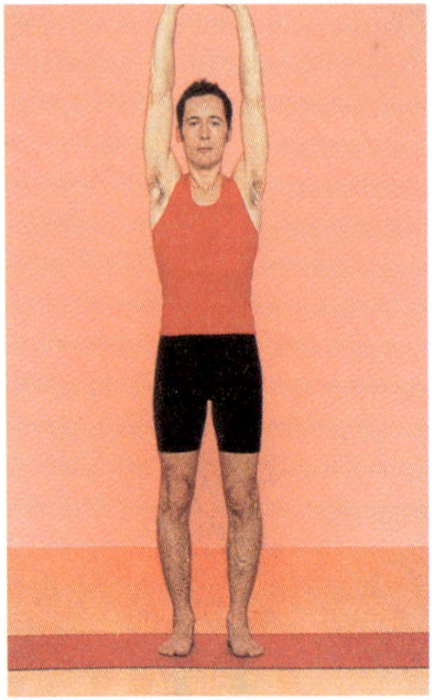

1 Vous êtes debout, dos droit et pieds écartés de la largeur du bassin. Les bras sont le long du corps. Les mains sont croisées. Respirez naturellement.

2 Inspirez, levez les bras au-dessus de la tête sans décroiser les doigts. Les paumes sont tournées vers le plafond.

3 Expirez, tendez les bras. Les épaules sont dégagées. Étirez les bras au maximum.

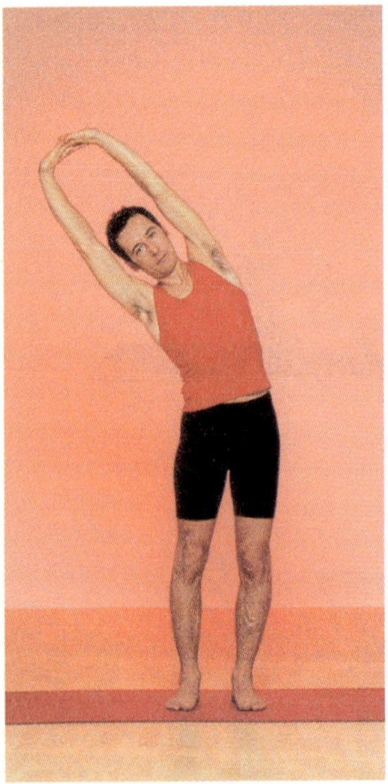

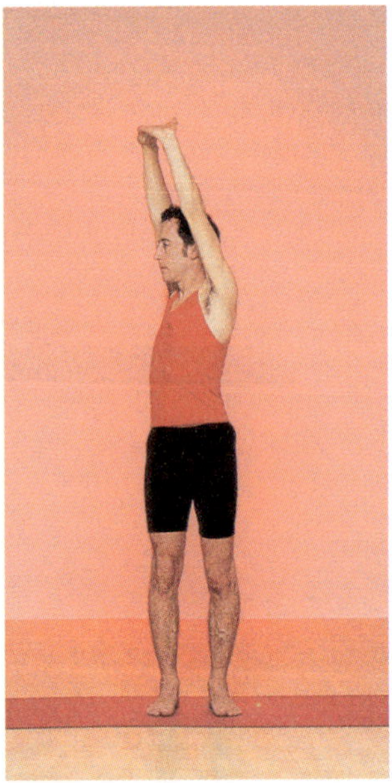

4 Inspirez, puis inclinez-vous sur la droite à partir de la taille en expirant. Inspirez et redressez-vous. Inclinez-vous sur la gauche en expirant et inspirez en vous redressant.

5 Expirez et effectuez une torsion du buste sur la droite eu poussant les paumes vers le plafond. Inspirez en revenant à la position de départ. Expirez en effectuant une torsion sur la gauche et inspirez pour revenir à la position de départ. Expirez et ramenez les bras devant vous sans les plier et en gardant les doigts croisés. Répétez l'exercice deux fois.

# Étirement genoux-tête

1 Vous êtes allongé sur le dos. Amenez le genou droit sur la poitrine et croisez les mains sous le genou. Les épaules sont décontractées. Expirez et tirez le genou vers la poitrine.

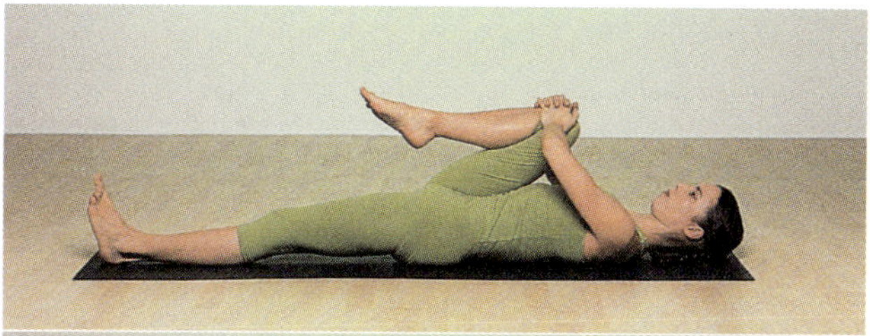

2 Le pied gauche est en flexion. Expirez, contractez l'abdomen, rentrez le menton et décollez la tête et les épaules du sol. Maintenez la position pendant quelques respirations naturelles. Reposez la tête sur le sol. Répétez l'exercice avec la jambe gauche.

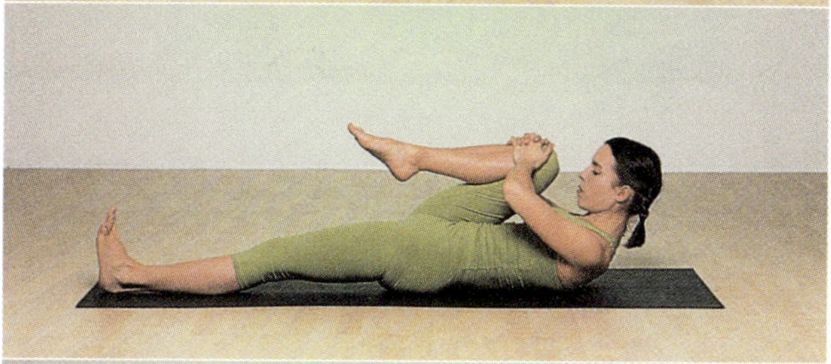

3 Amenez les deux genoux sur la poitrine. Si vous avez des problèmes de dos, levez les genoux l'un après l'autre ou arrêtez-vous à l'étape 2. Posez les mains sous les genoux et dégagez les épaules.

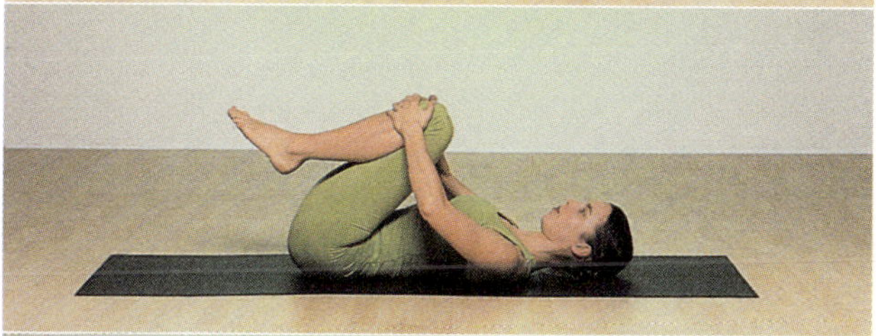

4 Expirez, contractez l'abdomen et amenez la tête vers les genoux. Videz complètement les poumons. Maintenez la position pendant plusieurs respirations. Reposez doucement la tête sur le sol et allongez les jambes.

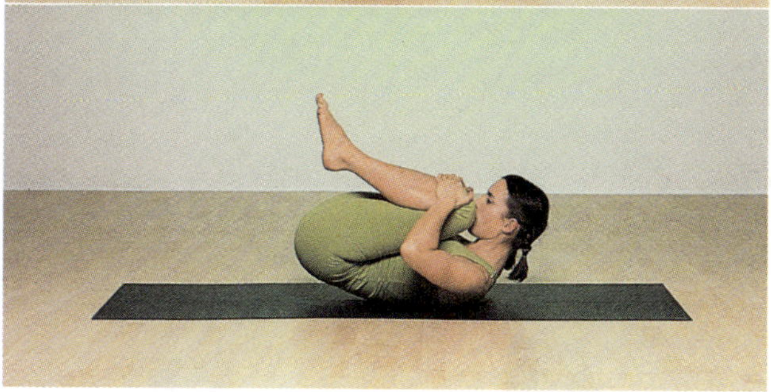

# Étirement des ischio-jambiers

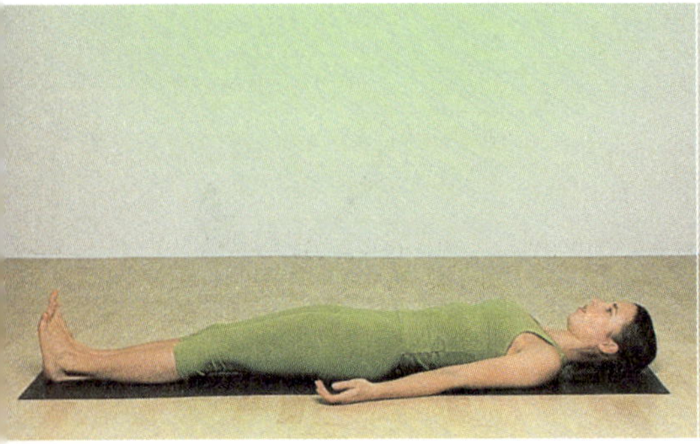

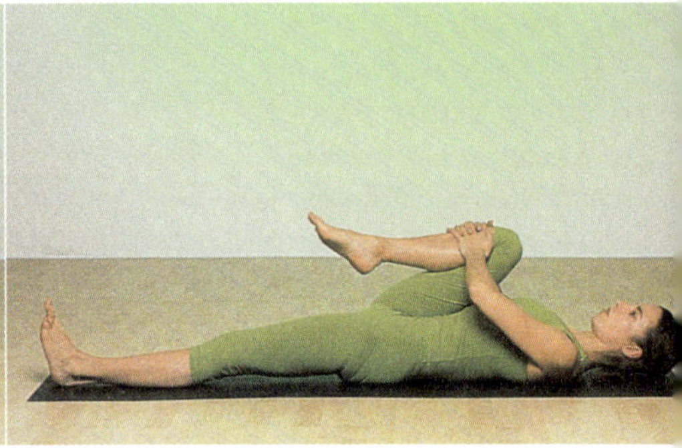

**1** Vous êtes allongé sur le sol, jambes tendues et pieds en flexion. Étirez les jambes au maximum en poussant sur les talons.

**2** Amenez le genou droit sur la poitrine. Enserrez le tibia des deux mains. Expirez, tirez doucement le genou vers la poitrine, poussez sur le talon gauche.

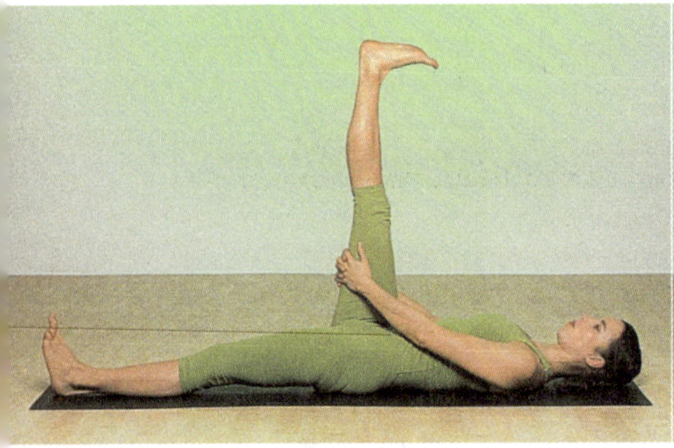

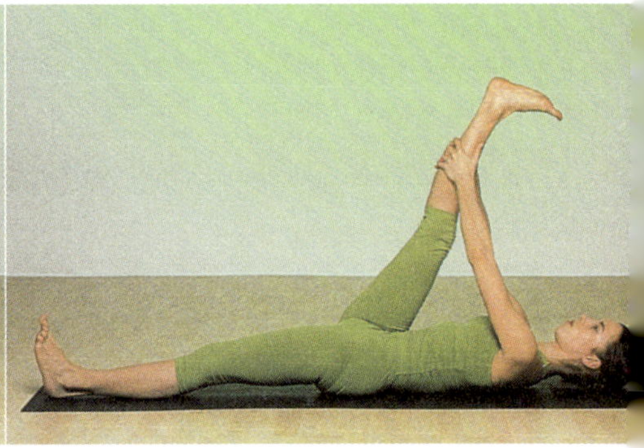

**3** Glissez les mains sous la cuisse droite. Levez la jambe à la verticale en poussant le talon vers le plafond. Respirez régulièrement en étirant l'arrière de la jambe. Si le genou est fléchi, utilisez une ceinture (p. 14).

**4** Saisissez le mollet ou la cheville. Expirez et tirez la jambe tendue vers la poitrine. Maintenez la position. Fléchissez le genou et reposez la jambe sur le sol. Répétez l'exercice avec la jambe gauche.

# Étiremen[illegible] bras

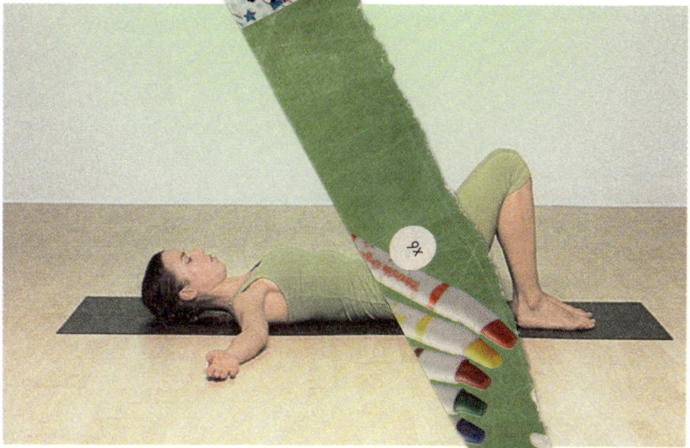

1

Allongé sur le dos, genoux fléchis, tendez les bras à l'horizontale au niveau des épaules, paumes tournées vers le plafond. Respirez naturellement, puis profondément en contractant l'abdomen. Sans relâcher l'abdomen, respirez plusieurs fois de suite.

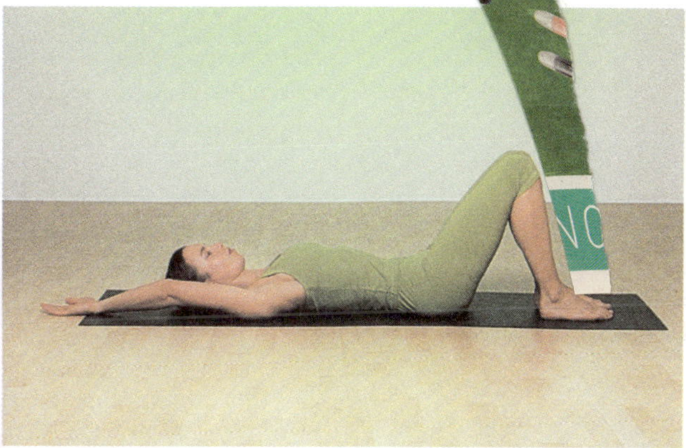

2

Inspirez en levant le bras droit à la verticale et en plaçant le bras gauche le long du corps. Le mouvement est guidé par la respiration. Le dessus de la main et l'avant-bras restent au sol durant tout le mouvement. Maintenez la position.

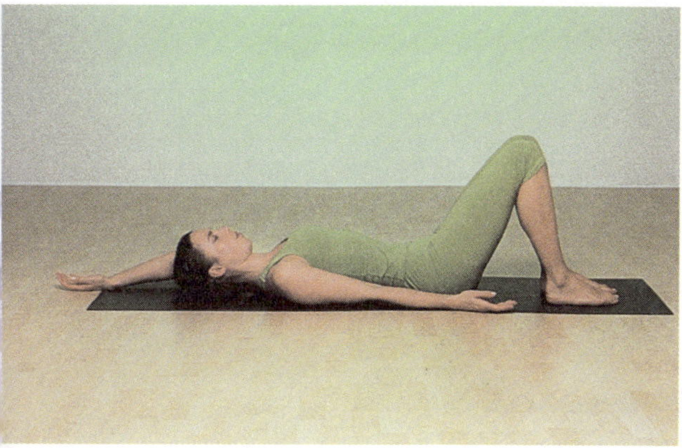

3

Expirez en levant le bras gauche à la verticale et en plaçant le bras droit le long du corps. Maintenez la position quelques instants. Répétez l'exercice dix fois de suite, puis recommencez en inversant le mouvement. Inspirez en levant le bras gauche et en baissant le bras droit. Une fois l'exercice terminé, relâchez l'abdomen, allongez les jambes et respirez naturellement.

# Élévation du bassin

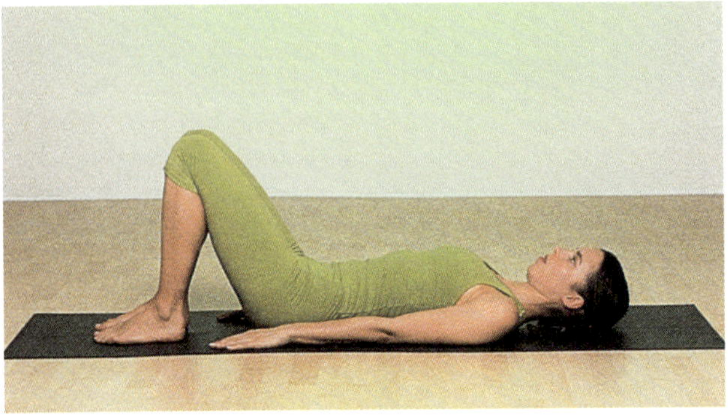

1 Vous êtes allongé sur le dos, genoux fléchis, écartés de la largeur du bassin. Les talons sont sous les genoux. Étirez la nuque. La tête est droite et repose au sol. Les bras sont le long du corps, les mains à plat et les épaules dégagées. Respirez profondément plusieurs fois de suite.

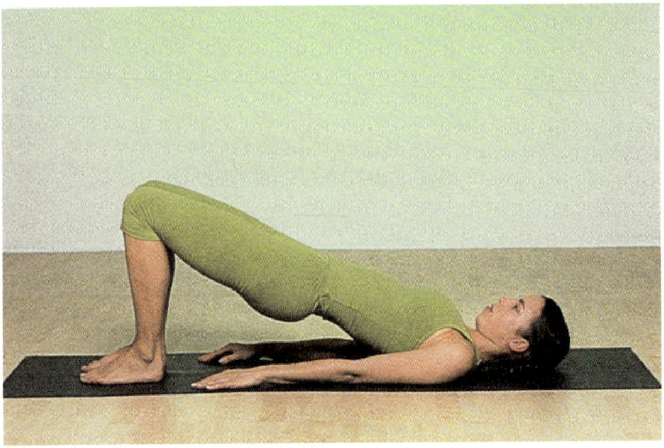

2 Inspirez en poussant sur les pieds et en décollant les hanches du sol. Le poids du corps repose sur les épaules, mais il n'y a aucune tension au niveau de la nuque. Expirez en basculant le coccyx vers les genoux. Inspirez et levez le bassin. Expirez et étirez le corps. Maintenez la position. Respirez avec l'abdomen. Les jambes sont stables.

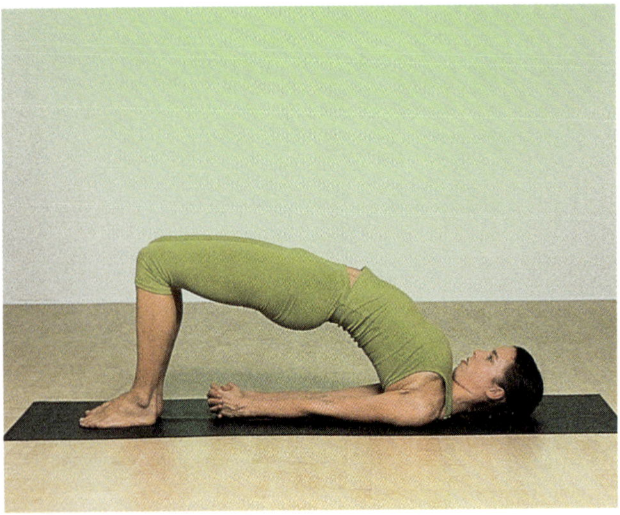

3 Expirez et revenez en position initiale ou – pour une élévation maximale – croisez les doigts et tendez les bras vers les pieds. Les hanches sont plus hautes que la poitrine, les genoux parallèles et les talons sous les genoux. Respirez profondément. Pour revenir en position initiale, décroisez les doigts, expirez et posez les vertèbres l'une après l'autre sur le sol. Respirez et détendez-vous.

# Rotation des hanches en position couchée

1 Vous êtes allongé sur le dos, genoux fléchis, jambes et pieds joints, bras à l'horizontale à hauteur des épaules. Les paumes sont tournées vers le plafond. Si vous avez mal à la nuque, glissez un coussin sous la tête. Respirez naturellement.

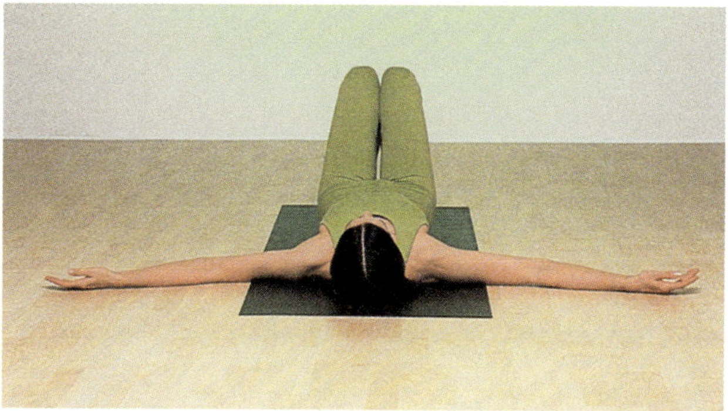

2 Expirez et basculez les genoux sur la droite en gardant les genoux et les chevilles serrés et sans décoller le bord externe du pied droit du sol. En même temps, dirigez la tête à gauche en plaquant l'épaule gauche sur le sol. Ne forcez pas, même si les genoux ne touchent pas le sol

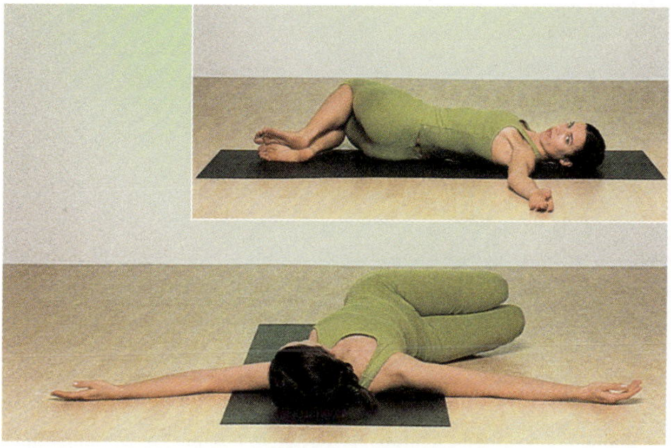

3 Inspirez et ramenez lentement les genoux et la tête en position initiale. Expirez, basculez les genoux sur la gauche et dirigez la tête à droite. Au moment de la rotation, concentrez-vous sur la respiration au niveau de l'abdomen et de la cage thoracique.

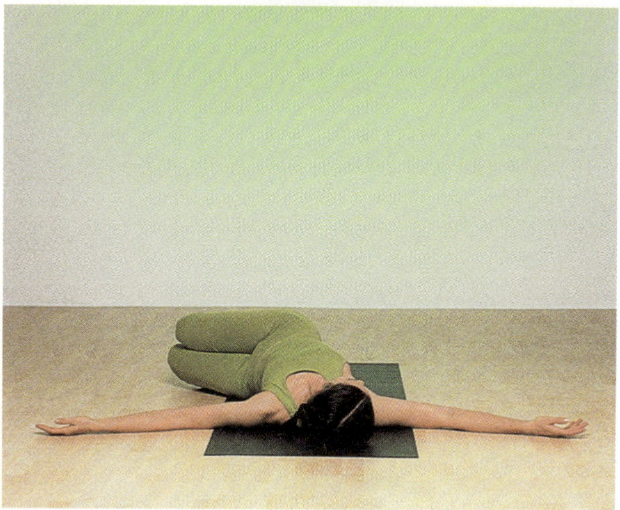

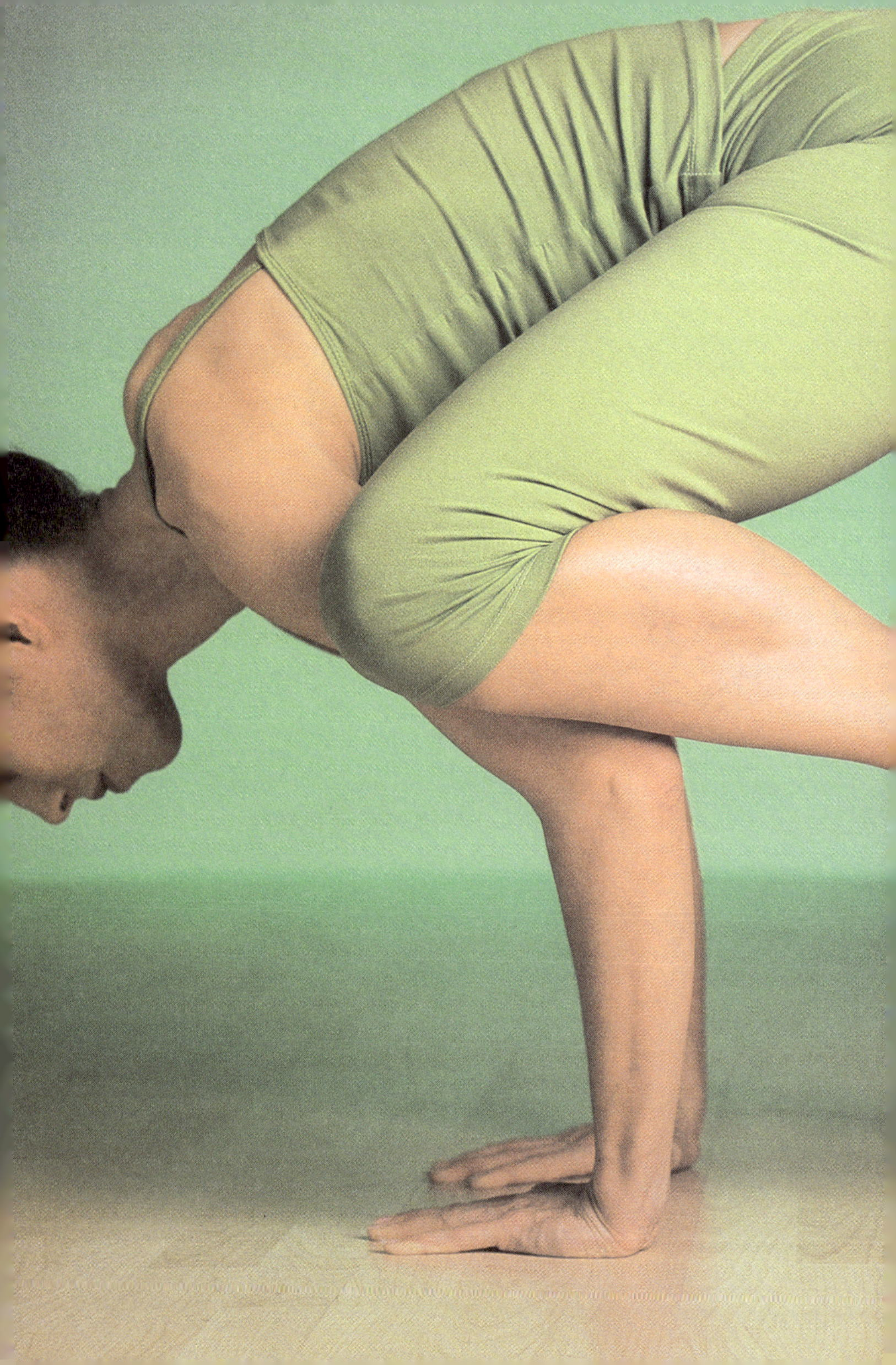

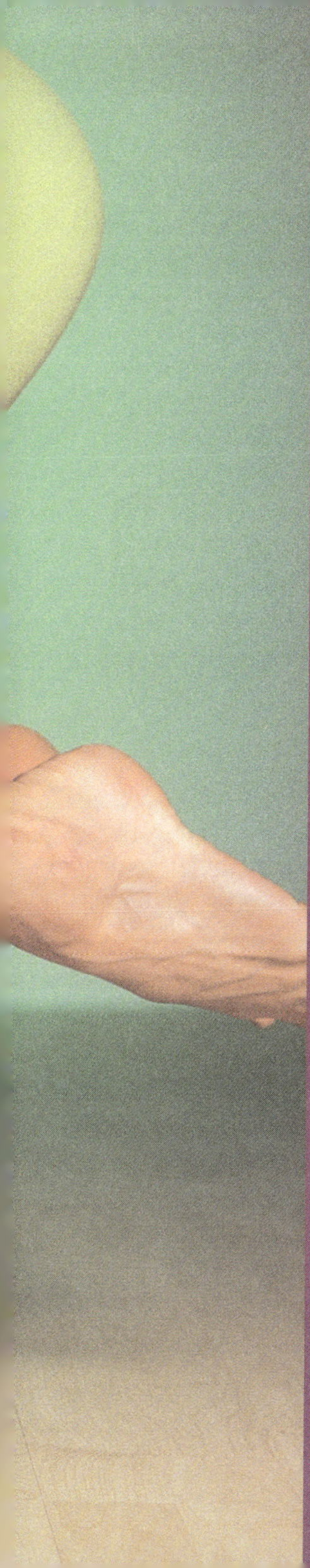

# L'union du corps et de l'esprit

Les postures, les techniques respiratoires, les exercices de méditation et de relaxation suivants vous aideront à libérer la force et la vitalité qui sont en vous. Soyez patient et familiarisez-vous avec ces positions afin de parvenir à un équilibre physique et mental.

# Le guerrier

Cette posture dynamique tonifie les muscles des jambes et du dos. Basculez le bassin en avant tout en gardant le coccyx pointé vers le bas. La respiration est régulière et vous êtes parfaitement concentré.

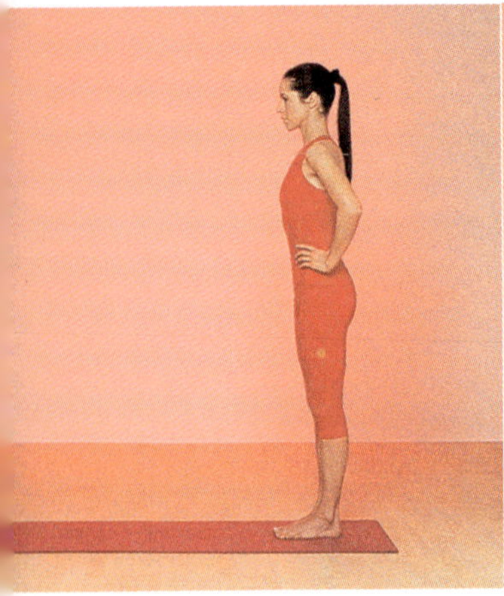

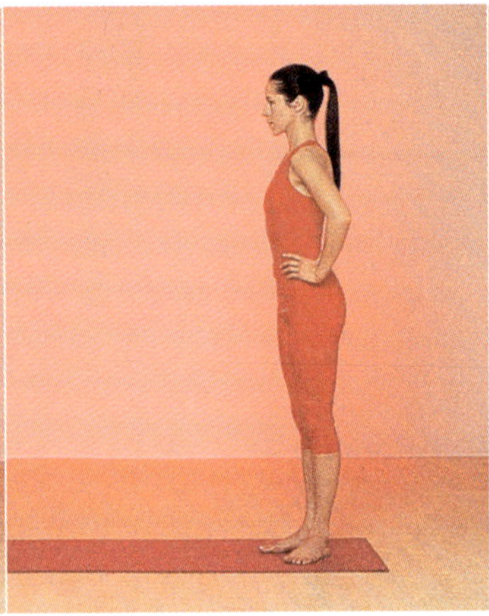

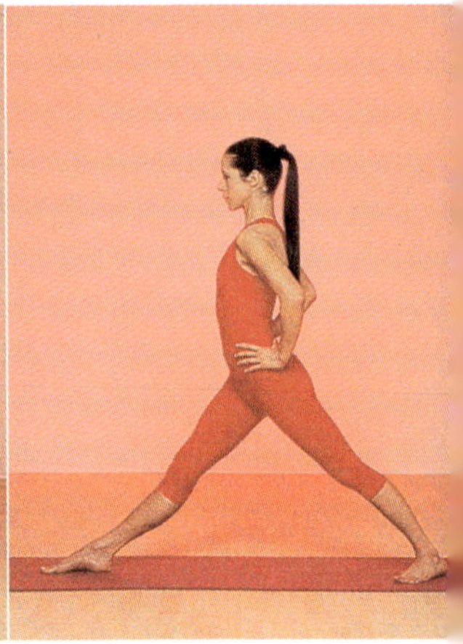

1 Debout, pieds joints, posez les mains sur les hanches et concentrez-vous sur la respiration.

2 Pivotez sur le talon gauche et ouvrez le pied. Pivotez la hanche pour placer le buste au-dessus de la jambe.

3 Expirez et faites un grand pas en avant avec la jambe droite. Les hanches sont à la même hauteur ; si besoin est, reculez ou avancez le pied gauche. Inspirez.

ATTENTION !

- Si vous avez des problèmes de dos, faites très attention lorsque vous reviendrez à la position initiale.
- Si vous avez la nuque fragile, ne levez pas la tête, à l'étape 4.

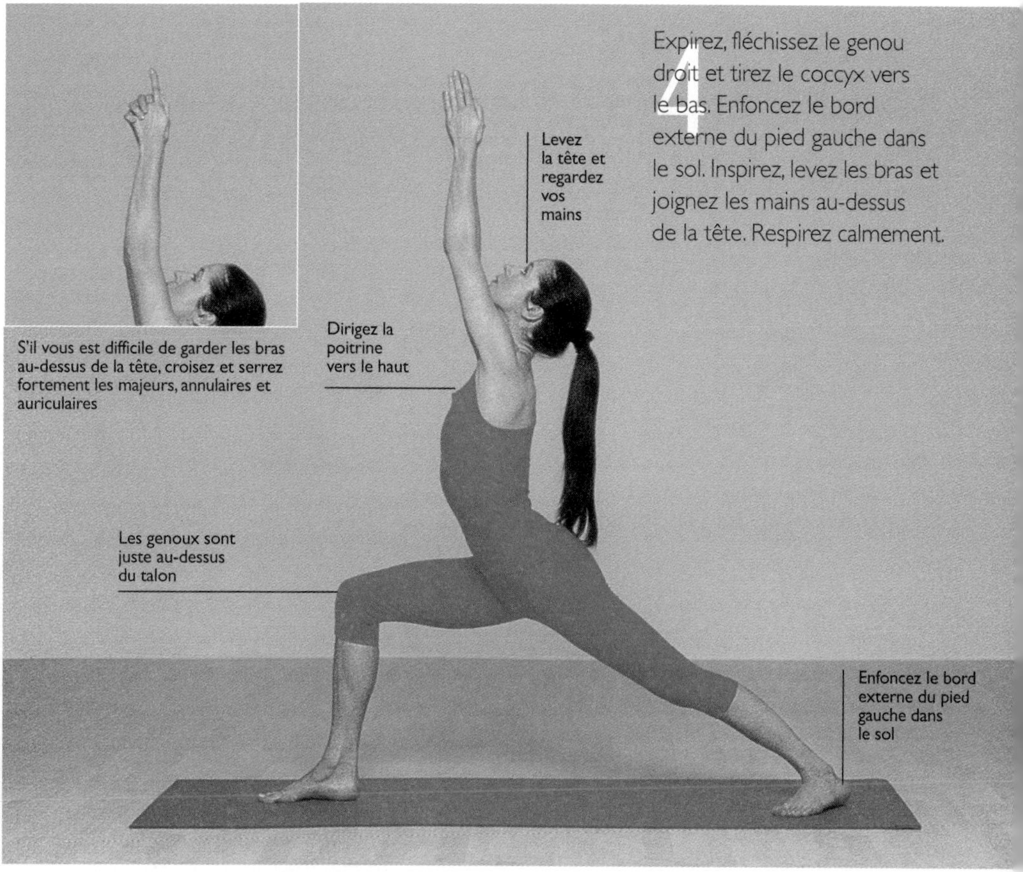
S'il vous est difficile de garder les bras au-dessus de la tête, croisez et serrez fortement les majeurs, annulaires et auriculaires
Levez la tête et regardez vos mains
Dirigez la poitrine vers le haut
Les genoux sont juste au-dessus du talon
Enfoncez le bord externe du pied gauche dans le sol

4 Expirez, fléchissez le genou droit et tirez le coccyx vers le bas. Enfoncez le bord externe du pied gauche dans le sol. Inspirez, levez les bras et joignez les mains au-dessus de la tête. Respirez calmement.

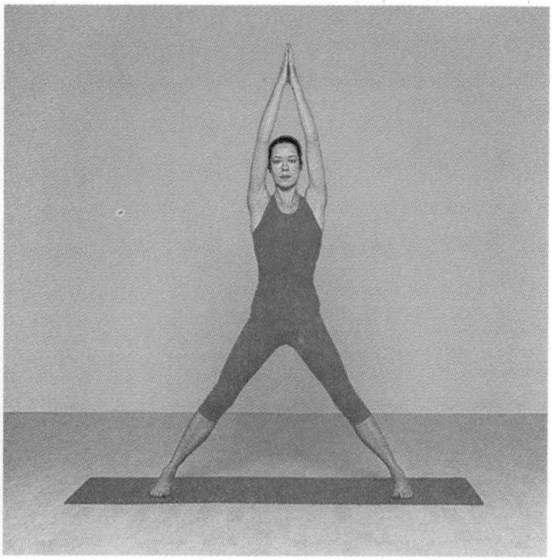

5 Inspirez et tendez la jambe droite. Tournez le buste à 90° pour revenir en position jambes écartées. Resserrez les pieds et baissez les bras. Répétez l'exercice en inversant la position des jambes.

# Le guerrier
## extension en fente pieds fixes

Cette posture ouvre la poitrine et étire la cuisse et la hanche de la jambe tirée en arrière, ainsi que la colonne vertébrale. Privilégiez la respiration thoracique et sentez l'énergie circuler à l'intérieur de votre corps.

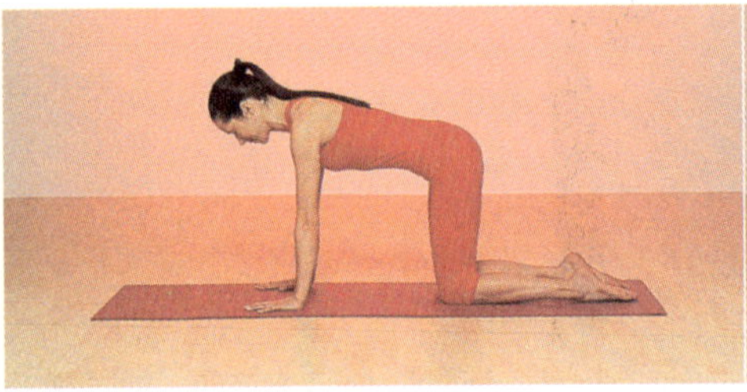

1 Vous êtes à quatre pattes, les mains dans l'alignement des épaules et les genoux dans l'alignement des hanches. Les doigts sont écartés. Enfoncez les paumes dans le sol, étirez les bras et dégagez les épaules.

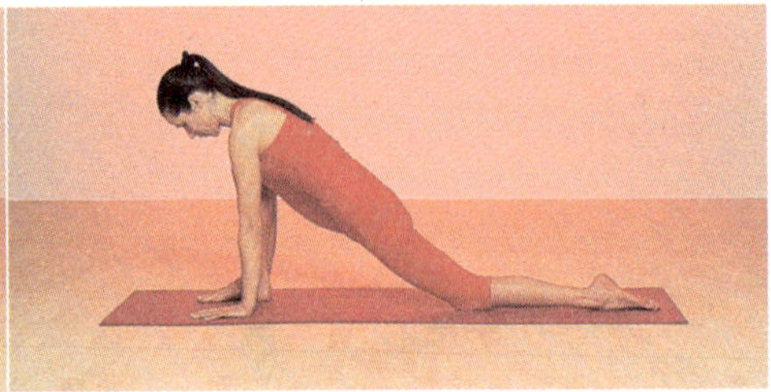

2 Expirez et avancez le pied droit pour l'amener entre vos mains. Le genou est directement au-dessus du talon. Si vous manquez de souplesse, appuyez-vous sur le bout des doigts.

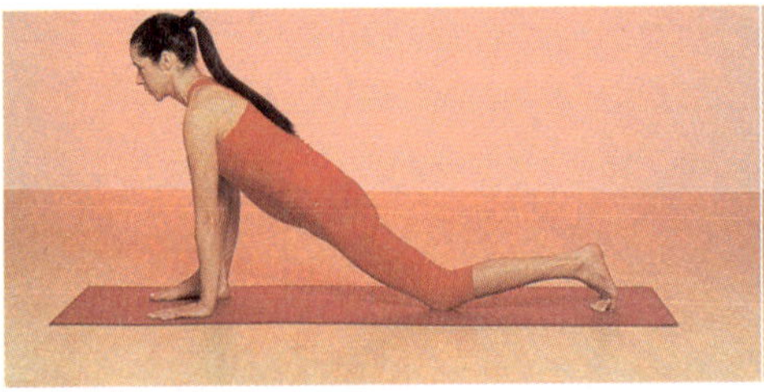

3 Le pied gauche est en flexion, les orteils sont pliés. La fesse droite plonge vers le sol. Levez la tête et regardez le sol devant vous.

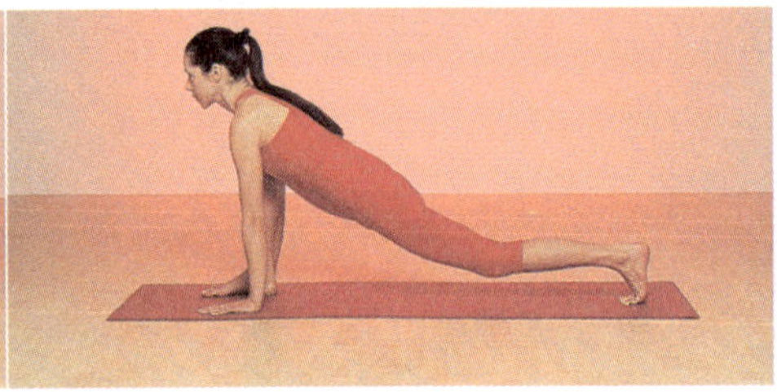

4 Inspirez et poussez sur le talon gauche afin de décoller le genou du sol et accentuer l'étirement. Redressez le haut du corps et regardez fixement devant vous.

**ATTENTION !**

- Si vous avez des problèmes de dos, arrêtez-vous aux étapes 3 ou 4 dans un premier temps.
- Si vous avez la nuque fragile, ne levez pas la tête à l'étape 6.
- Si votre tension artérielle est élevée ou si vous avez des problèmes cardiaques, arrêtez-vous aux étapes 4 ou 5.

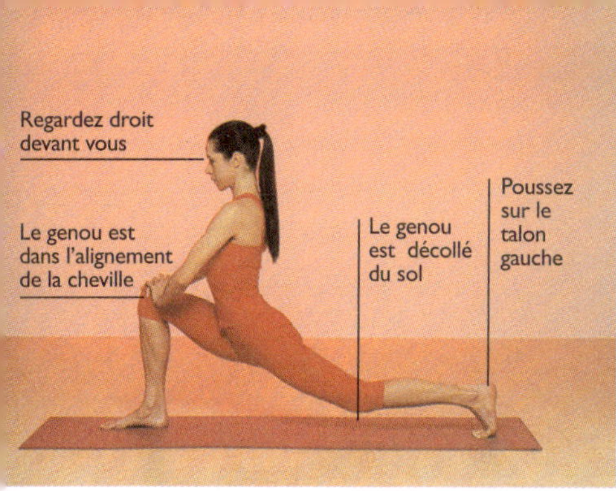
Regardez droit devant vous
Le genou est dans l'alignement de la cheville
Le genou est décollé du sol
Poussez sur le talon gauche

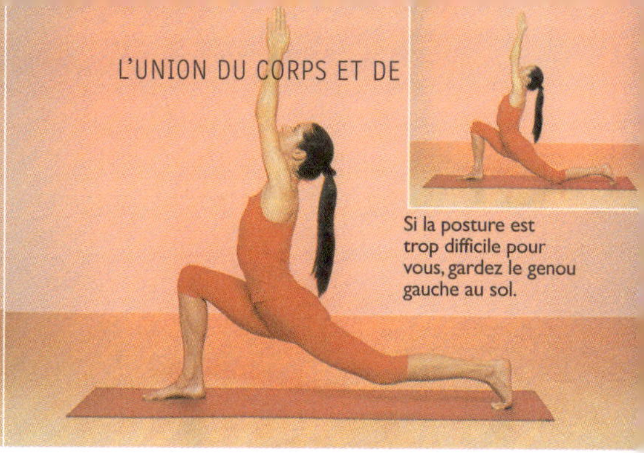
Si la posture est trop difficile pour vous, gardez le genou gauche au sol.

5 Sans reposer le genou gauche sur le sol, Posez le pied droit sur le sol. Inspirez et posez les mains sur le genou droit. Redressez le buste à partir des hanches. Respirez naturellement.

6 Pour accentuer l'étirement, levez les bras au-dessus de la tête et joignez les mains. Levez la tête et regardez le bout des doigts.

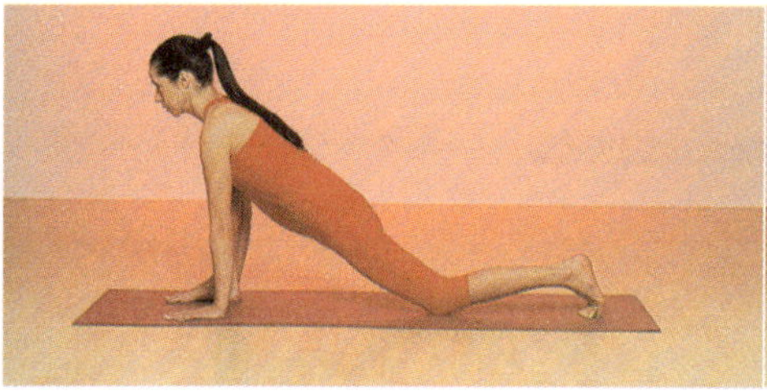

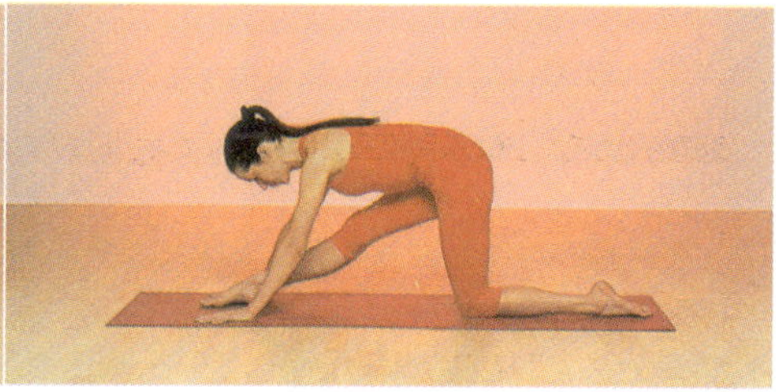

7 Expirez, tirez le buste vers l'avant et posez les mains au sol de chaque côté du pied droit. Reposez le genou gauche au sol. Regardez le sol devant vous.

8 Basculez le poids du corps sur l'avant du pied gauche. Regardez le sol et poussez le bassin vers l'arrière afin d'étirer l'arrière de la jambe droite. Si besoin est, rapprochez les mains du genou gauche.

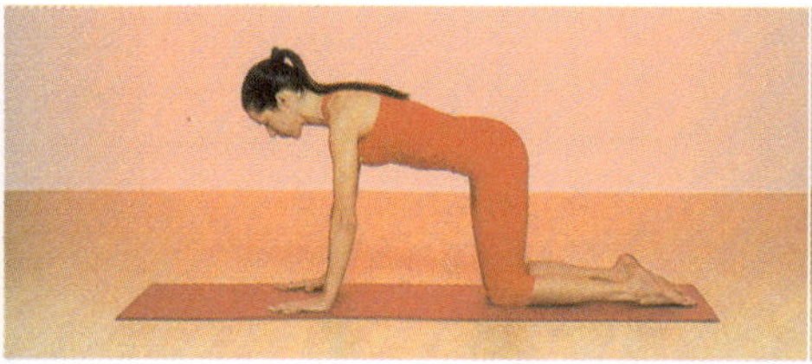

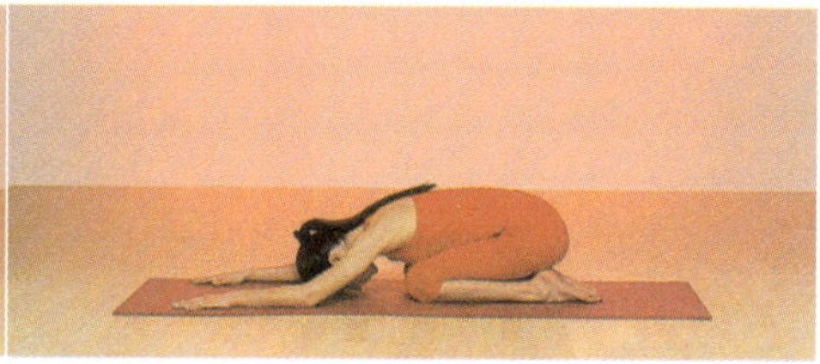

9 Expirez et ramenez le genou droit à côté du genou gauche. Vous êtes à nouveau à quatre pattes. Les poignets sont dans l'alignement des épaules et les genoux dans l'alignement des hanches. Regardez par terre.

10 Expirez et, sans bouger les mains, asseyez-vous sur les talons pour étirer le dos au maximum. Relâchez les bras et maintenez la position pendant plusieurs respirations naturelles. Répétez l'exercice (étapes 1 à 9) en inversant la position des jambes.

# Le guerrier étirement latéral

Cette posture stimule les muscles des membres inférieurs, ceux de la région lombaire et assouplit les hanches. Après cet exercice, vous vous sentez plus fort, plus sûr de vous et mieux équilibré.

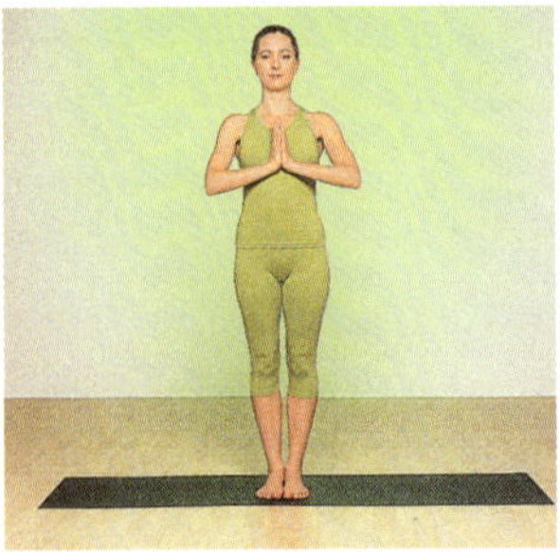

1 Vous êtes debout, pieds joints, mains jointes, pouces sur le sternum. À chaque inspiration, vous sentez l'énergie se propager dans toutes les parties du corps.

ATTENTION !

Si vous avez mal au dos, soyez parti-

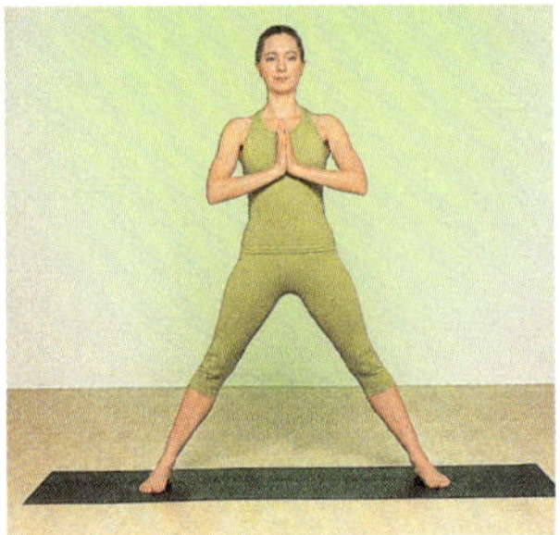

2 Écartez les pieds de 1,5 mètre environ en gardant les orteils pointés vers l'avant. Appuyez sur le bord externe des pieds. Les fémurs font une rotation vers l'extérieur. Tirez le coccyx vers le bas. Respirez calmement.

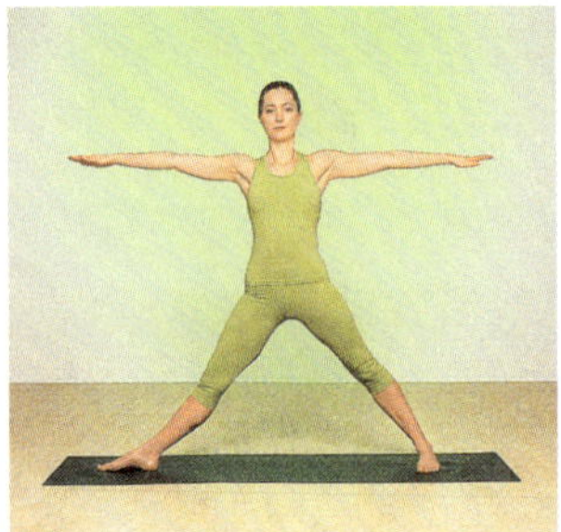

3 Inspirez, tendez les bras à l'horizontale sur les côtés. Étirez les bras. Les épaules sont baissées et décontractées. Pivotez sur la plante du pied gauche afin de tourner légèrement le talon vers l'extérieur. Pivotez sur le talon droit et tournez la jambe droite vers l'extérieur afin que les orteils pointent sur le côté. Inspirez et expirez plusieurs fois de suite. Votre corps doit être parfaitement stable.

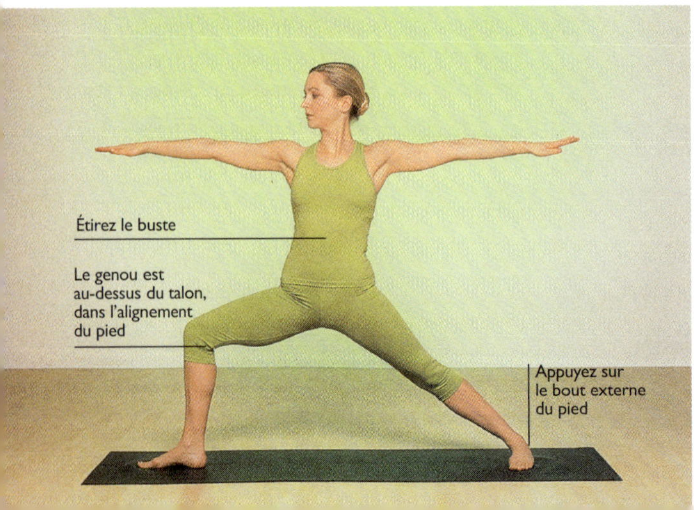
Étirez le buste
Le genou est au-dessus du talon, dans l'alignement du pied
Appuyez sur le bout externe du pied

4 En gardant la jambe gauche tendue et le torse droit, expirez et fléchissez le genou droit. Laissez tomber les hanches et regardez votre main droite. Respirez calmement. Inspirez et accentuez la fente. Revenez à l'étape 2 et répétez le mouvement de l'autre côté.

# La flexion avant et arrière

Idéale pour les personnes sédentaires, cette posture allie flexion avant et flexion arrière et soulage les tensions du dos. Les expirations profondes apportent un regain de vitalité et la clarté mentale.

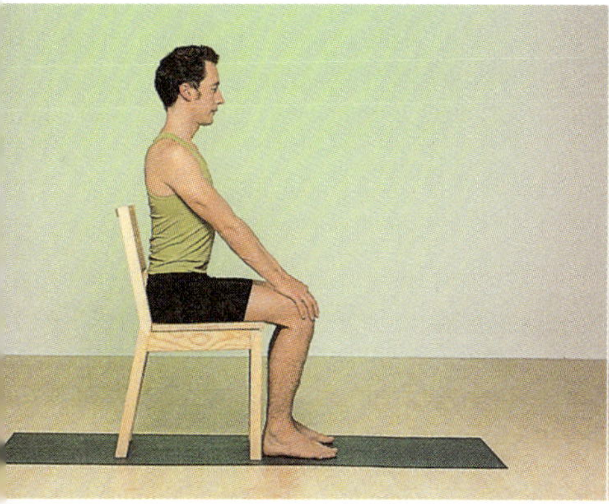

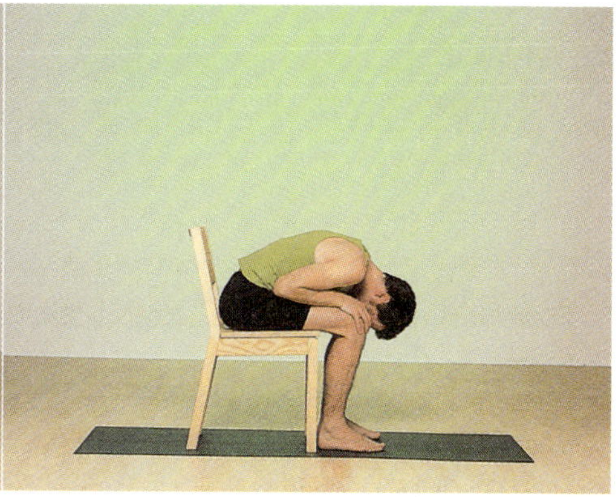

1 Vous êtes assis sur une chaise, dos droit, pieds écartés de la largeur du bassin, bien à plat sur le sol, mains posées sur les rotules. Respirez naturellement.

2 Inspirez profondément, puis expirez en laissant tomber la tête sur les cuisses et en arrondissant le dos.

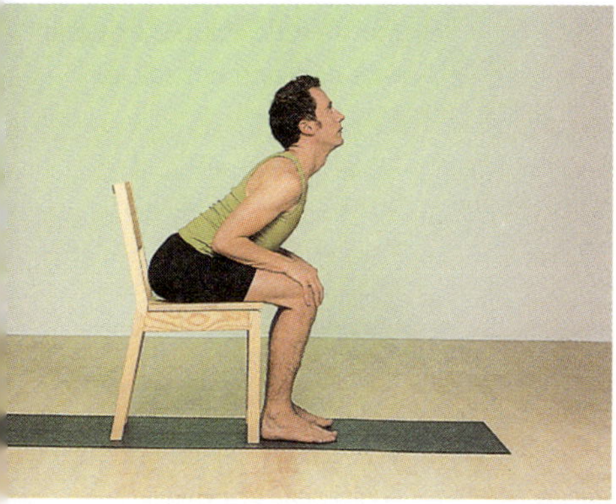

3 Inspirez, appuyez les mains sur les genoux, relevez la tête et redressez-vous en tirant le dos en arrière. Répétez l'exercice plusieurs fois de suite en évitant les mouvements saccadés.

# La flexion avant

Cette posture permet de se détendre et soulage la colonne vertébrale. Les pieds sont ancrés dans le sol. Pour un meilleur étirement des ischio-jambiers, pointez les ischions vers le haut.

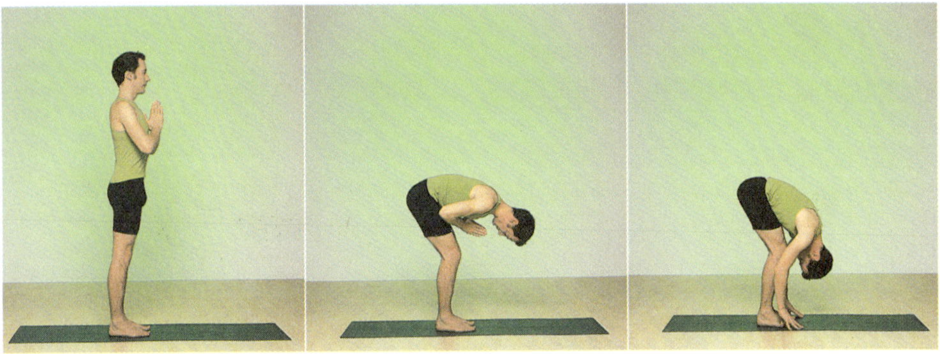

1 Debout, jambes écartées de la largeur du bassin, mains jointes sur la poitrine, contractez les abdominaux. Grandissez-vous et ouvrez la cage thoracique.

2 Expirez, fléchissez les genoux et penchez-vous en avant à partir des hanches. Étirez le dos au maximum.

3 Gardez les genoux fléchis et posez les doigts au sol. La colonne vertébrale se décontracte et s'étire, la tête et le torse sont soumis à l'attraction terrestre.

**ATTENTION !**

- Si vous avez mal au dos, soyez particulièrement vigilant et gardez les genoux fléchis.
- Si votre tension artérielle est élevée, si vous avez des problèmes cardiaques, un glaucome ou un décollement de rétine, utilisez une chaise (variante p. 37).

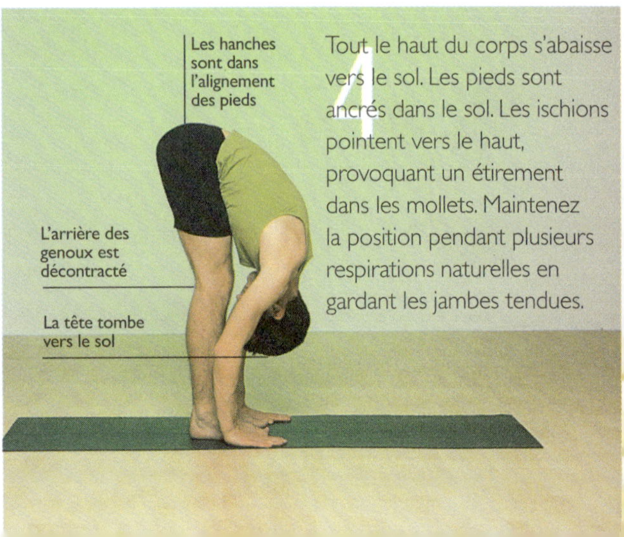
Les hanches sont dans l'alignement des pieds
L'arrière des genoux est décontracté
La tête tombe vers le sol

4 Tout le haut du corps s'abaisse vers le sol. Les pieds sont ancrés dans le sol. Les ischions pointent vers le haut, provoquant un étirement dans les mollets. Maintenez la position pendant plusieurs respirations naturelles en gardant les jambes tendues.

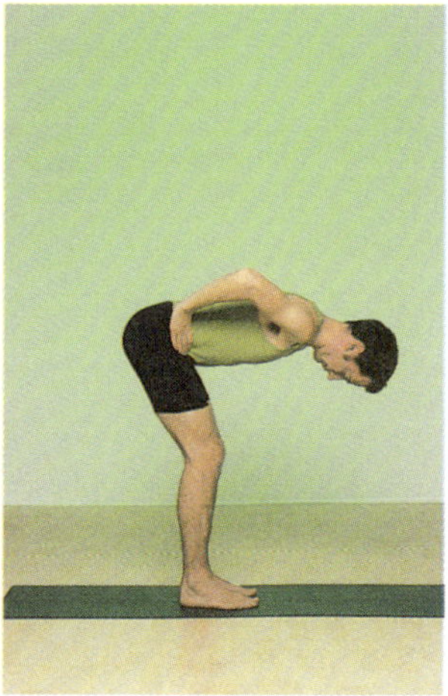

5 Fléchissez les genoux et posez les mains sur les hanches. Inspirez et redressez-vous jusqu'à ce que le haut du corps soit parallèle au sol. Expirez et étirez la colonne

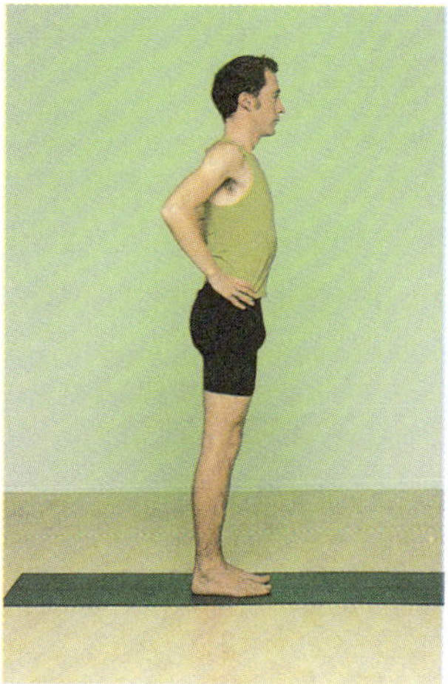

6 Inspirez et redressez-vous complètement en faisant pivoter les articulations des hanches et en gardant le dos droit. Expirez et tendez les jambes.

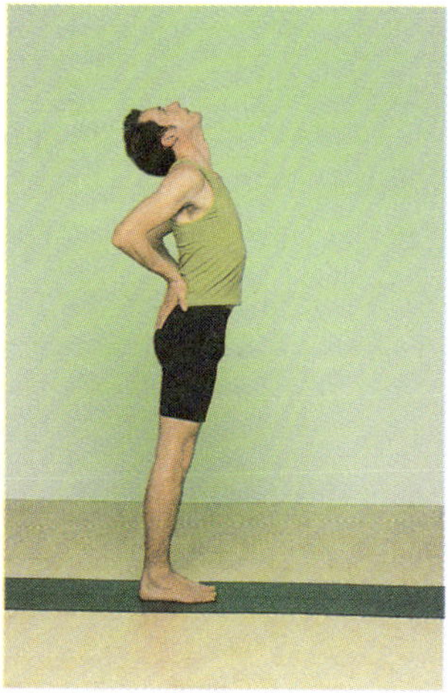

7 Glissez les mains à l'arrière du bassin. Inspirez et penchez-vous en arrière en ouvrant la poitrine. Maintenez la position pendant deux respirations, puis revenez en position initiale.

## variante

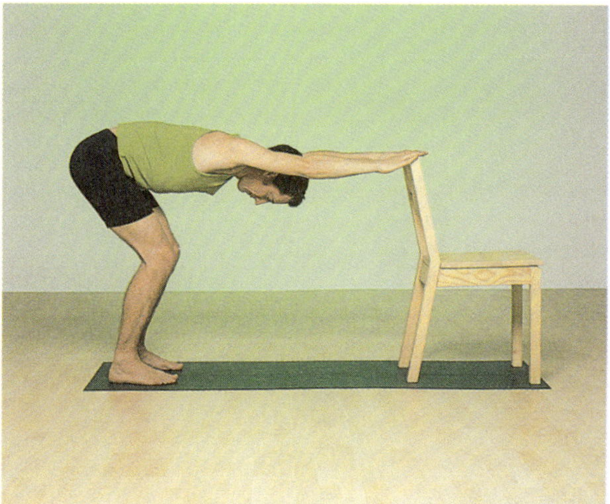

Si votre tension artérielle est élevée ou si vous avez des problèmes cardiaques, faites une demi-flexion avant. Posez les mains sur le dossier d'une chaise et penchez le haut du corps jusqu'à ce qu'il soit parallèle au sol. Étirez le dos et les jambes. Inspirez et revenez en position initiale, genoux fléchis et dos droit.

# La flexion avant
## en position assise

Cette posture réénergisante assouplit la colonne vertébrale, étire les ischio-jambiers, favorise la concentration et la clarté mentale, apaise l'esprit.

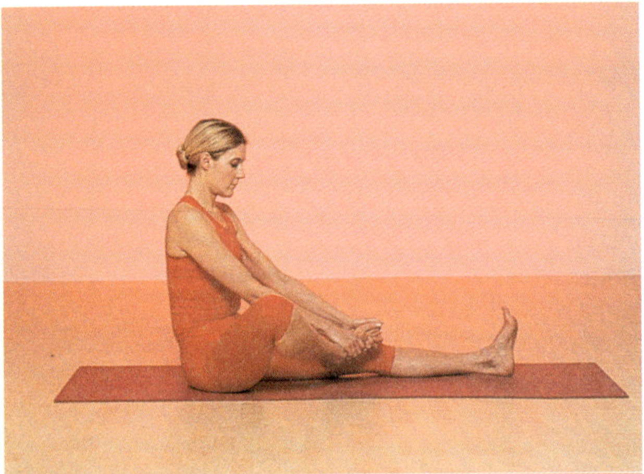

1 Vous êtes assis, jambes tendues. Les bras sont le long du corps, les mains posées à plat de chaque côté du bassin. Enfoncez les mains dans le sol afin que les ischions touchent le sol. Pliez la jambe droite et posez la plante du pied à l'intérieur de la cuisse gauche, le plus près possible de l'aine.

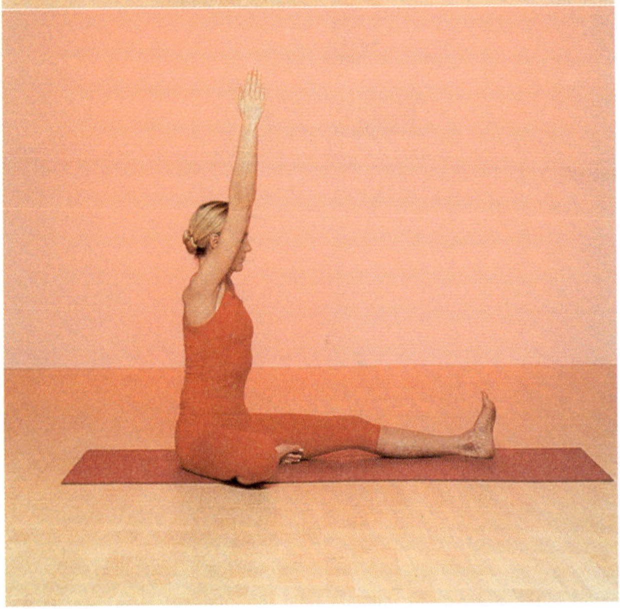

2 Laissez le genou droit s'affaisser sur le sol et avancez la hanche droite afin de stabiliser le bassin. Si le genou n'est pas collé au sol, glissez un coussin dessous. Inspirez et levez les bras à la verticale. Regardez fixement devant vous.

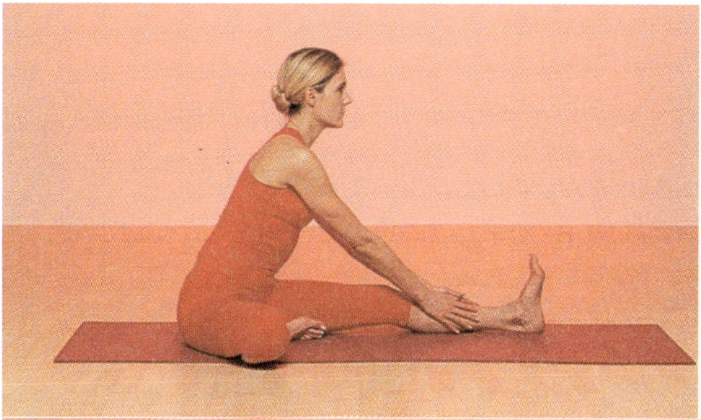

**3** Expirez et penchez-vous en avant à partir des hanches en gardant le dos droit. Regardez toujours devant vous. Posez les mains sur la jambe gauche, le plus près possible de la cheville. Inspirez et étirez la colonne vertébrale.

**4** Expirez et, si vous le pouvez, attrapez le pied gauche avec les mains afin d'accentuer l'étirement. Fléchissez les coudes afin d'approcher le haut du corps le plus près possible de la jambe. Vous ne devez ressentir aucune tension du dos. Relâchez et respirez calmement. Inspirez et revenez doucement à la position assise. Répétez l'exercice en inversant la position des jambes.

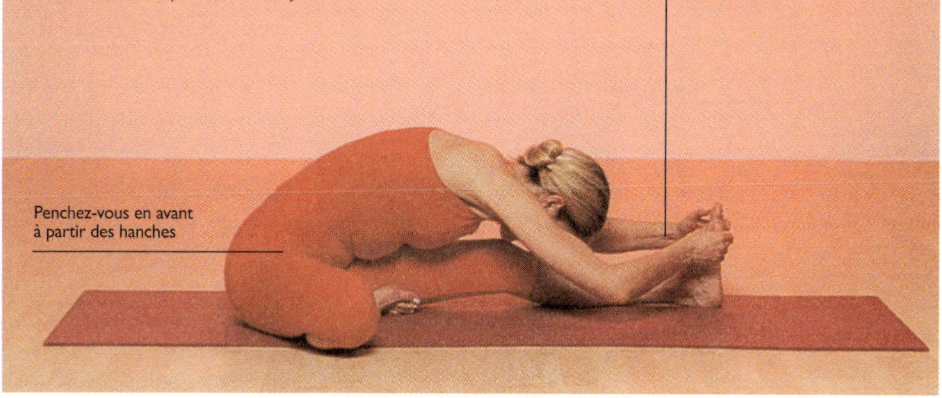
Attrapez les orteils et posez la tête sur le genou sans ressentir de tension dans le dos
Penchez-vous en avant à partir des hanches

## variante

Si vous manquez de souplesse dans les mollets, les hanches ou le dos ou si vous avez une hernie, asseyez-vous sur un bloc de mousse ou glissez une couverture pliée sous la jambe fléchie au moment de la flexion avant.

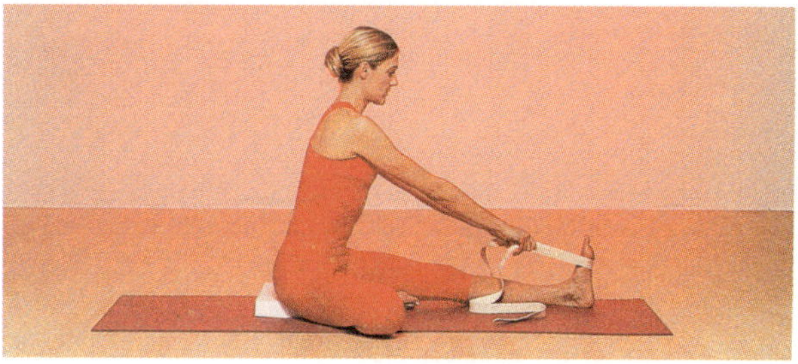

# La torsion en position assise

Cette posture assouplit la colonne vertébrale, soulage les tensions dans la nuque et les épaules et stimule les muscles respiratoires. Fermez les yeux et concentrez-vous sur les sensations ressenties.

1 Vous êtes assis, jambes tendues, pieds en flexion. Enfoncez les mains dans le sol et tirez les hanches vers l'arrière afin d'être bien en appui sur les ischions. Si les mollets sont raides, asseyez-vous sur un bloc de mousse.

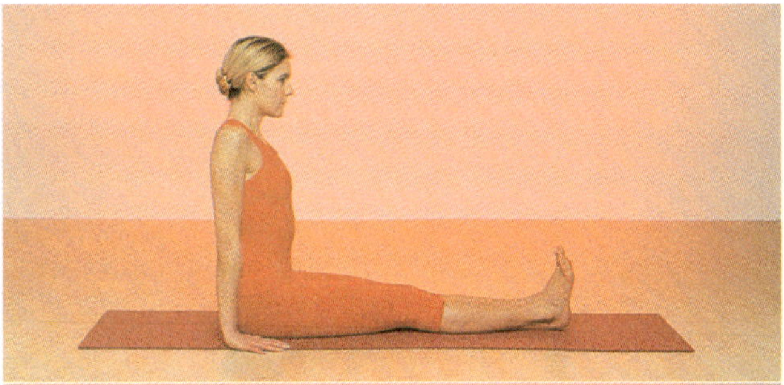

2 Levez le pied droit et posez-le à côté du bord externe du genou gauche. Prenez le tibia entre les deux mains et amenez-le le plus près du corps afin d'étirer la colonne vertébrale et la face antérieure du corps.

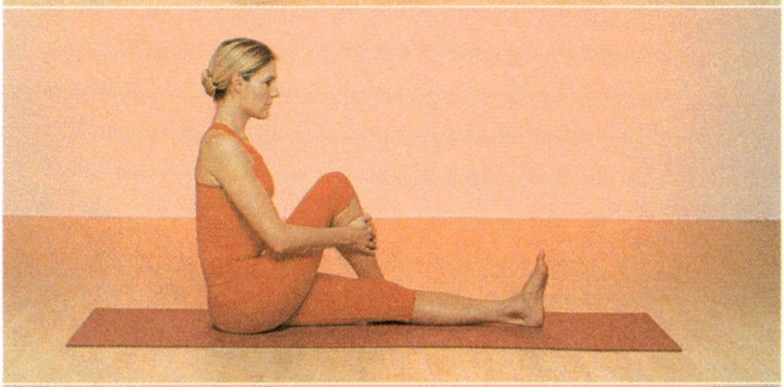

3 Posez la main droite sur le sol derrière vous et entourez le genou droit de votre bras gauche. Regardez devant vous, inspirez et étirez le haut du corps.

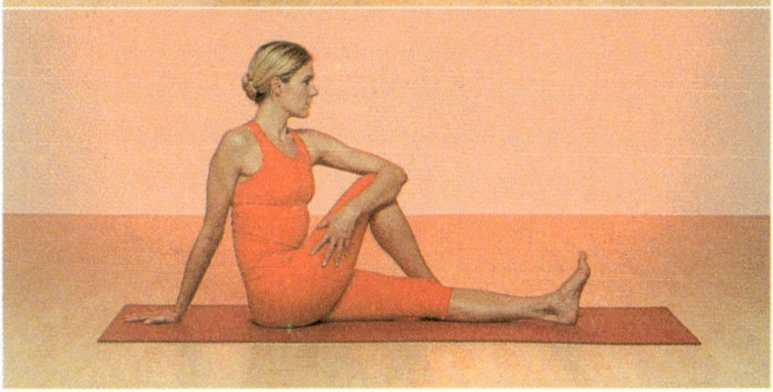

**ATTENTION !**

Attention à la torsion si vous avez des problèmes de dos ou une hernie.

4 Expir[illegible]es une torsion du buste sur la droit[illegible]uyant l'avant-bras gauche sur le genou[illegible]rojetez la poitrine vers le haut, expirez à [illegible] et augmentez la torsion. Tournez la t[illegible] la droite et maintenez la position pe[illegible]trois à cinq minutes. Revenez en po[illegible]initiale et répétez l'exercice en ch[illegible]t de côté.

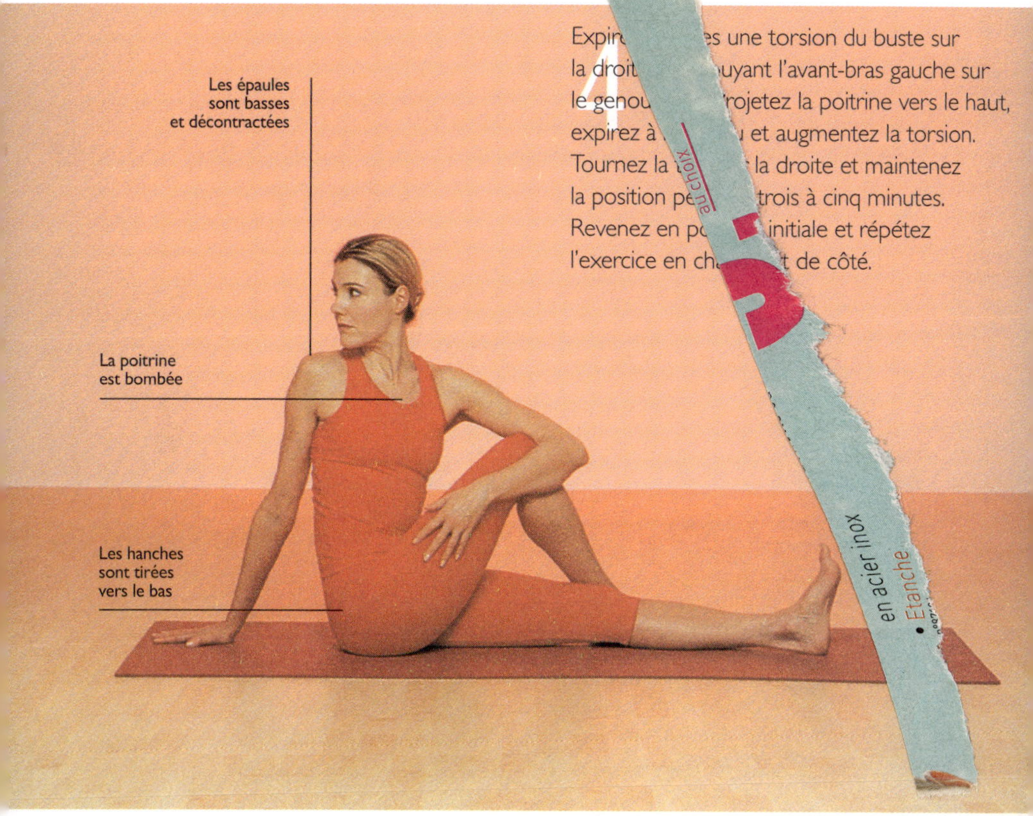
Les épaules sont basses et décontractées
La poitrine est bombée
Les hanches sont tirées vers le bas

5 Si vous êtes suffisamment souple, posez la face postérieure du bras gauche sur le genou droit. En expirant, gardez le bras tendu et appuyez-le fortement contre la jambe en pointant les doigts vers le sol et en pivotant le buste sur le côté.

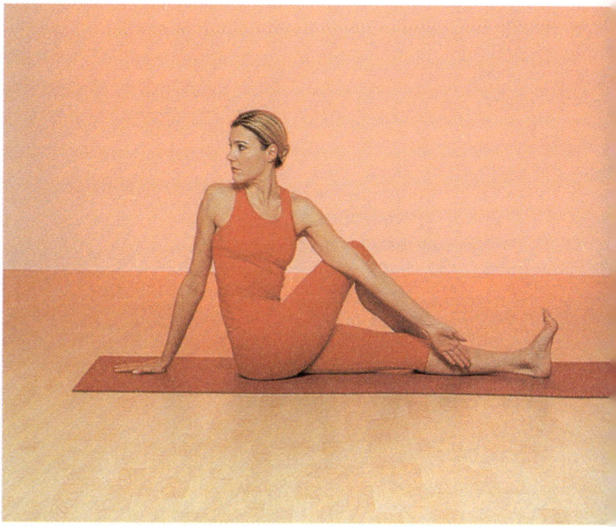

# La flexion avant jambes écartées

Cette posture, qui inverse les effets de l'attraction terrestre sur le haut du corps, tonifie l'arrière des jambes et l'inférieur des cuisses, soulage les tensions du dos et apaise l'esprit.

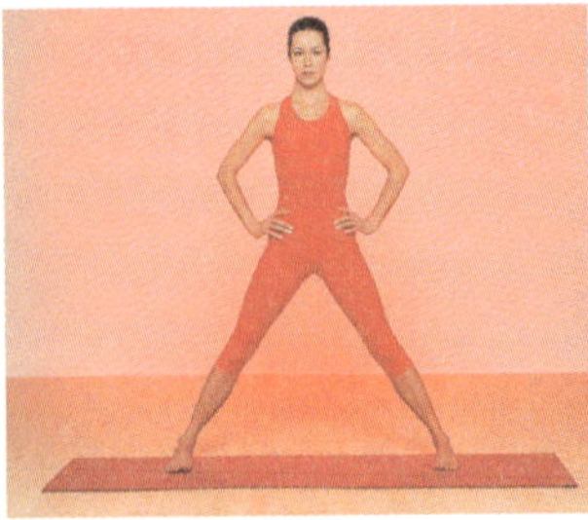

1 Vous êtes debout, les pieds écartés de 1 m-1,50 m environ, les mains sur les hanches et les pieds parallèles. Regardez fixement devant vous. Contractez les muscles de la face antérieure des cuisses et levez le sternum. Inspirez.

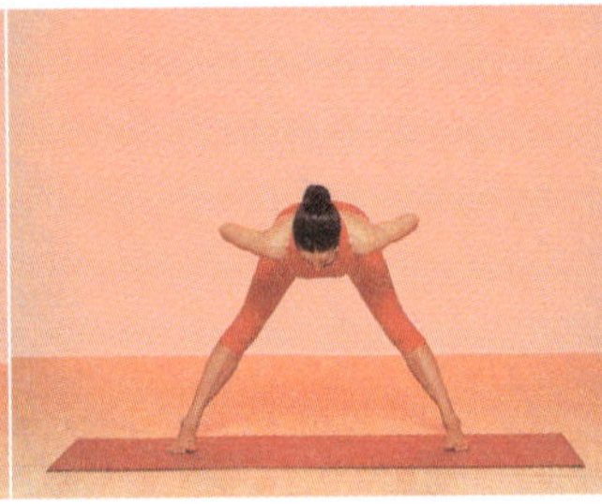

2 Expirez et penchez-vous en avant à partir des hanches en étirant la colonne vertébrale. Si vous avez mal au dos, fléchissez les genoux avant de vous incliner. Regardez par terre.

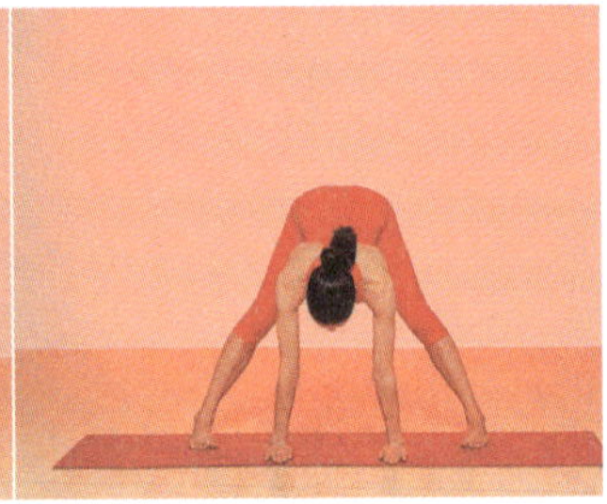

3 Sans cesser d'expirer, posez les mains sur le sol en gardant les bras dans l'alignement des épaules. Inspirez et enfoncez les mains dans le sol afin d'étirer au maximum les bras et le dos.

4 Fléchissez les bras et laissez la tête plonger vers le sol. Respirez calmement. Sous l'effet de l'attraction terrestre, la colonne vertébrale s'étire peu à peu. Pour revenir en position initiale, expirez et relevez le buste à partir des hanches. Levez la tête en dernier.

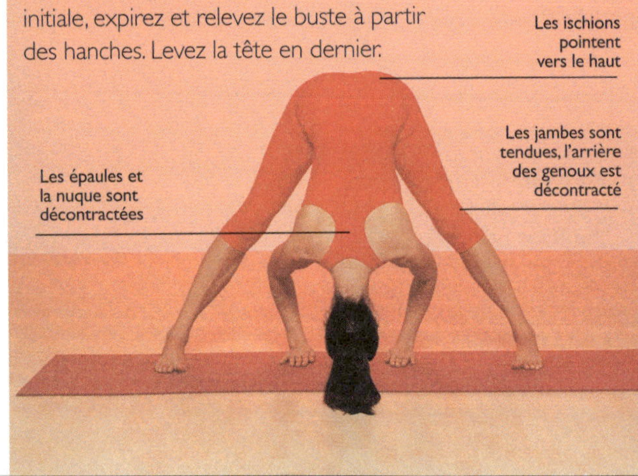
Les ischions pointent vers le haut
Les jambes sont tendues, l'arrière des genoux est décontracté
Les épaules et la nuque sont décontractées

ATTENTION !

- Si vous avez des problèmes de dos, gardez les genoux fléchis et/ou appuyez-vous sur une chaise.
- Si votre tension artérielle est élevée, faites une demi-flexion avant en prenant appui sur une chaise.

# La cha

Cette posture to muscles du dos, les abdominaux et assouplit les hanches, les et les chevilles. Une pratique régulière permet de garder des jar usclées et toniques.

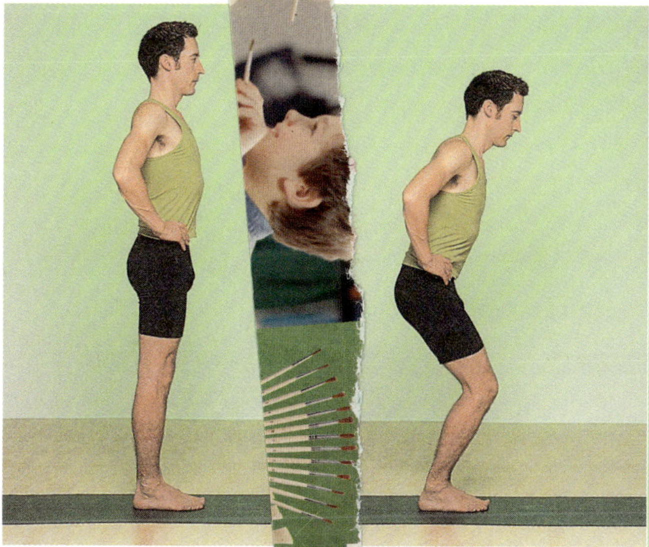

1 Vous êtes debout, pieds joint mains sur les hanches. Regardez fixement devant vous et levez le sternum vers le haut. Respirez profondément.

2 irez, fléchissez les genoux renez la «position assise». ez le coccyx vers le bas. dos et la tête sont faitement alignés. Respirez profondément.

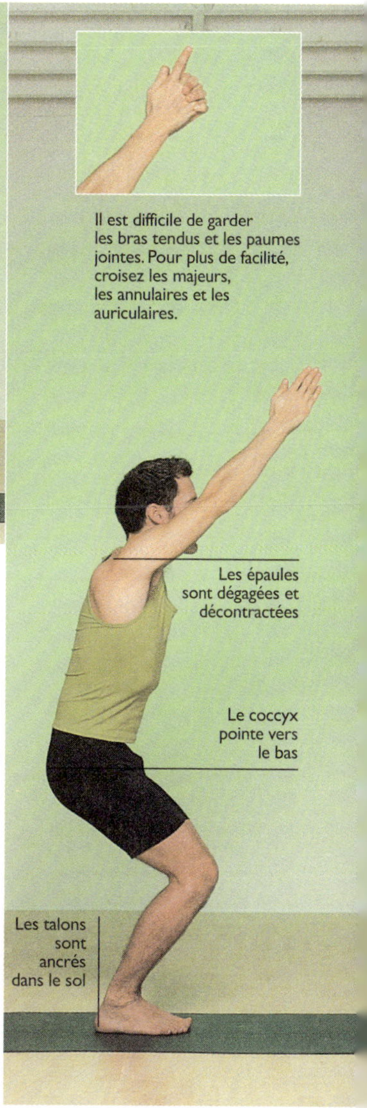
Les épaules sont dégagées et décontractées
Le coccyx pointe vers le bas
Les talons sont ancrés dans le sol

Il est difficile de garder les bras tendus et les paumes jointes. Pour plus de facilité, croisez les majeurs, les annulaires et les auriculaires.

ATTENTION !

- Si vous avez mal au dos, soyez particulièrement vigilant.
- Si votre tension artérielle est élevée ou si vous avez des problèmes cardiaques, gardez les mains sur les hanches et maintenez la position pendant quelques instants seulement.

# L'accroupissement complet

Cet exercice assouplit les hanches, les genoux et les chevilles, compense le fait d'être longtemps en position assise et étire la colonne vertébrale.

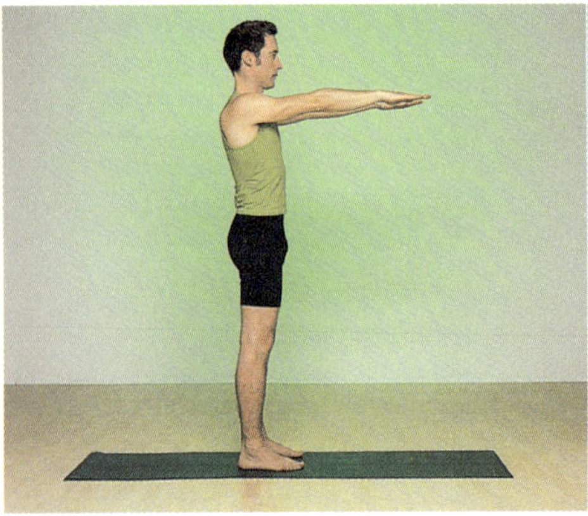

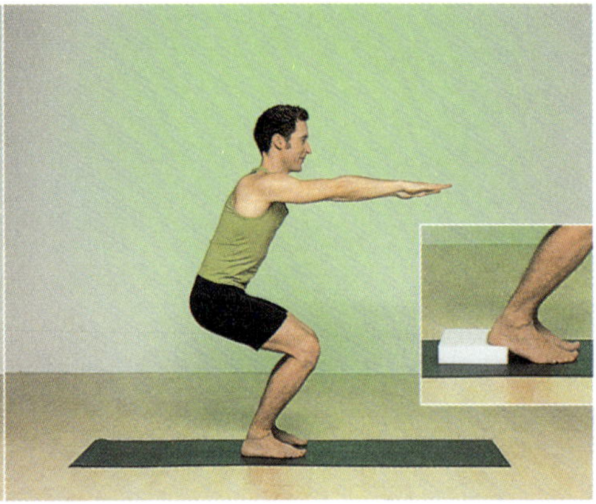

1 Vous êtes debout, jambes écartées de la largeur du bassin. Tendez les bras en avant et respirez naturellement.

2 Expirez, fléchissez les genoux pour prendre la «position assise». Étirez le dos. Si les talons sont décollés du sol, glissez un bloc de mousse en dessous.

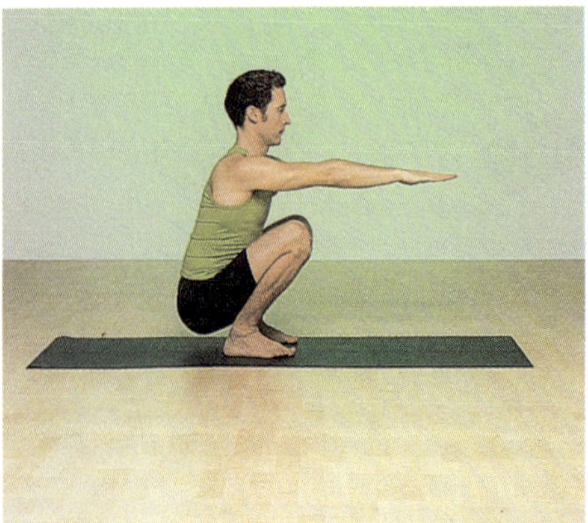

3 Accroupissez-vous de plus en plus en gardant les genoux au-dessus des pieds. Tirez le coccyx vers le bas, dégagez le sternum et respirez naturellement.

4 Pour un étirement maximal, croisez les doigts et levez les bras, paumes tournées vers le plafond. Respirez régulièrement. Pour revenir en position initiale, inspirez profondément, appuyez fortement sur les talons, tendez les jambes et baissez les bras.

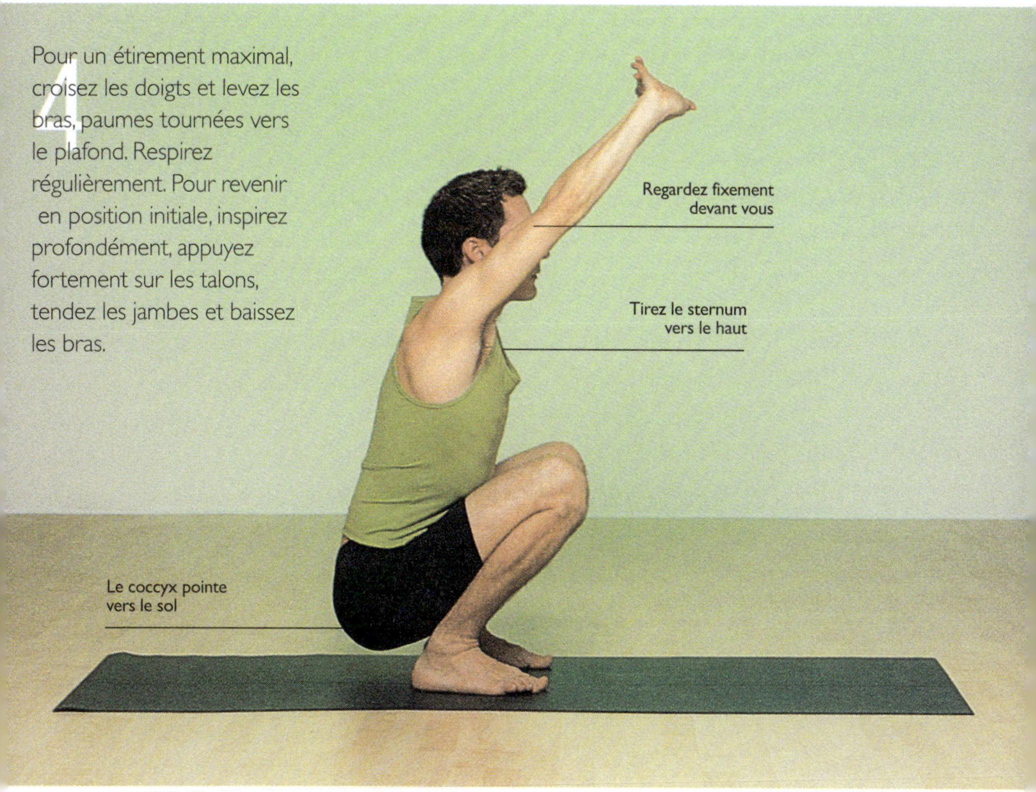
Regardez fixement
devant vous
Tirez le sternum
vers le haut
Le coccyx pointe
vers le sol

## variante

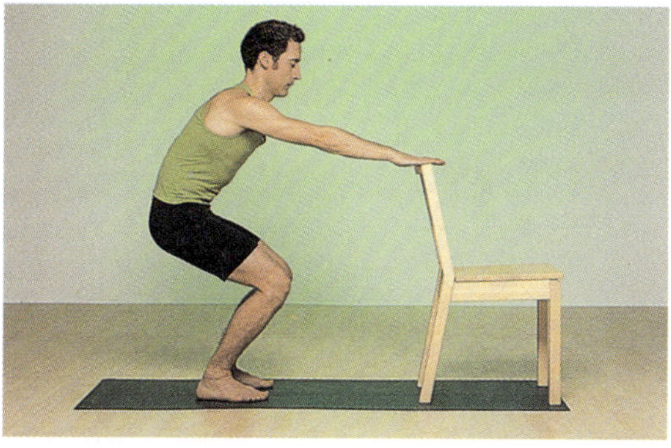

Si vous avez des problèmes d'équilibre en vous baissant ou en vous relevant, posez les mains sur le dos d'une chaise ou sur une table.

### ATTENTION !

- Si vous avez mal au dos, soyez particulièrement vigilant.
- Si vous avez de l'arthrite dans les genoux ou les hanches ou si vous avez des problèmes de surpoids, arrêtez-vous à l'étape 2 ou continuez l'exercice en vous aidant d'une chaise.
- Si votre tension artérielle est élevée ou si vous avez des problèmes cardiaques, arrêtez-vous à la phase 3.

# La salutation au soleil

Cet enchaînement dynamique apporte énergie et vitalité à tout l'organisme. Répétez d'abord l'exercice trois fois de suite, puis augmentez la cadence, mais veillez toujours à ce que ce soit un multiple de trois.

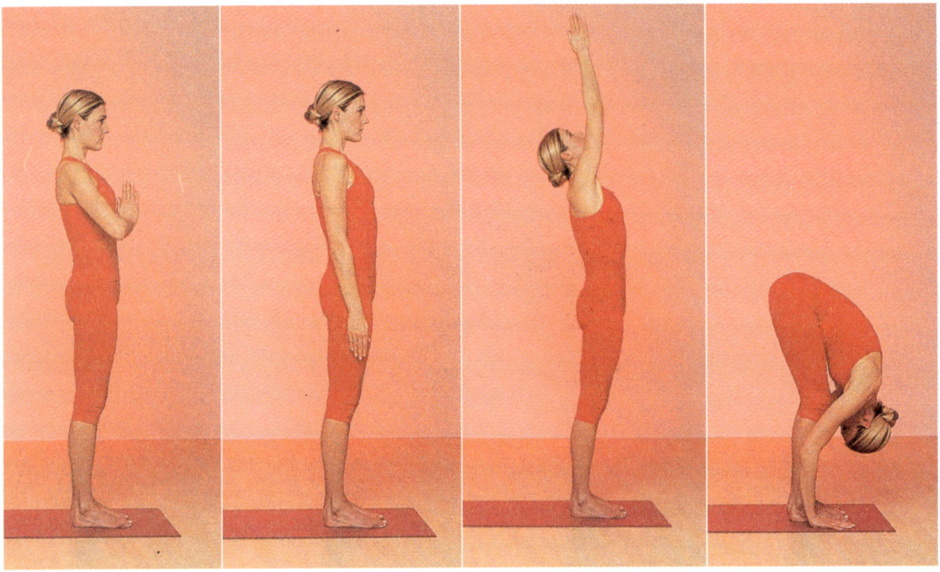

1 Vous êtes debout, le dos droit, les pieds serrés et les mains jointes sur la poitrine. Regardez fixement devant vous. Concentrez-vous et inspirez profondément.

2 Expirez, ouvrez les mains et ramenez les bras le long du corps. Les doigts pointent vers le sol.

3 Inspirez, tournez les paumes vers l'extérieur et levez les bras au-dessus de la tête en dessinant un cercle. Joignez les mains et grandissez-vous en tirant légèrement le buste vers l'arrière. Regardez vos mains.

4 Expirez, fléchissez les genoux et penchez le buste en avant à partir des hanches pour prendre la posture de la flexion avant (p. 36). Posez les mains à plat sur le sol (ou seulement le bout des doigts).

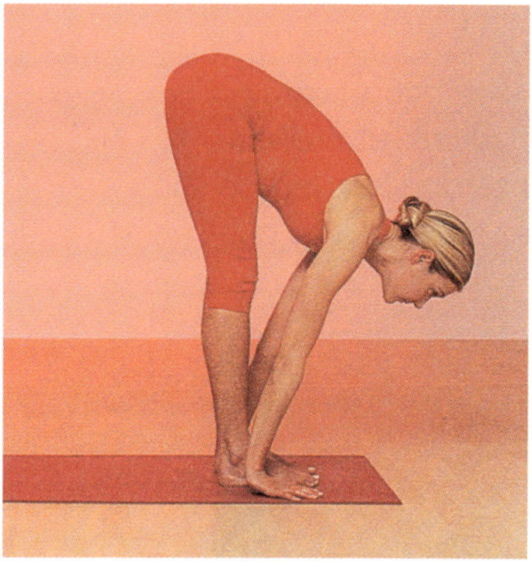

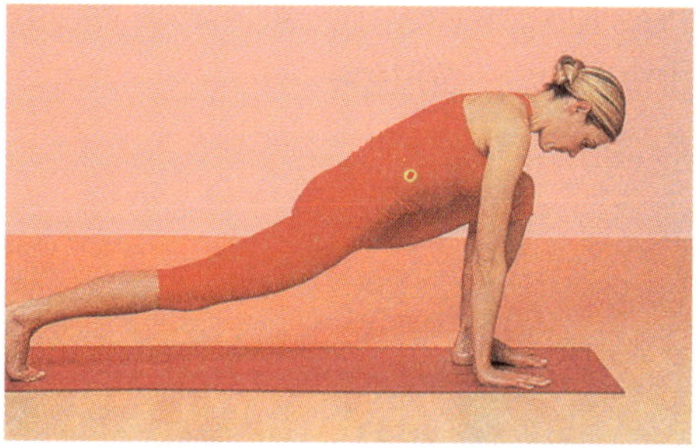

5 Inspirez, tendez les jambes, étirez la colonne vertébrale et relevez le buste le plus possible en gardant les mains au sol. Regardez le sol devant vous

6 Expirez, fléchissez les genoux et tendez la jambe droite vers l'arrière sans relever la tête. Vous êtes en appui sur l'avant du pied droit. Le haut du buste repose sur la cuisse gauche. Regardez par terre.

7 Inspirez, redressez le haut du corps pour prendre la posture du guerrier – extension en fente pieds fixes (p. 32). Étirez la face antérieure du corps et regardez fixement devant vous.

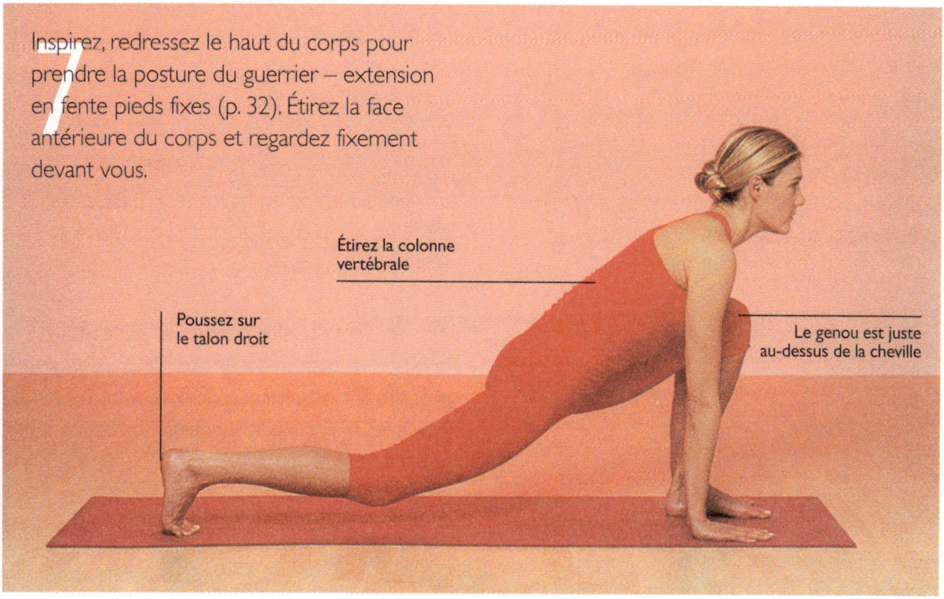
Étirez la colonne vertébrale
Poussez sur le talon droit
Le genou est juste au-dessus de la cheville

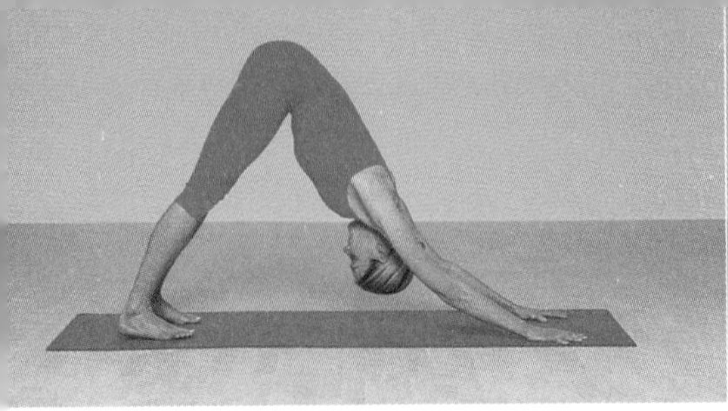

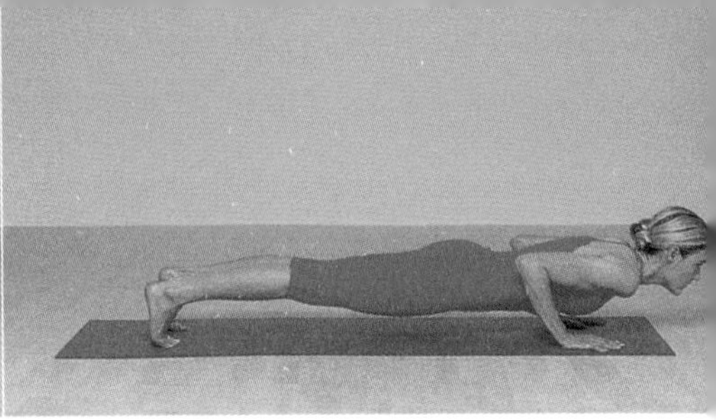

8 Expirez et amenez le pied gauche à côté du pied droit dans la posture du chien tête en bas (p. 66). Les talons sont en appui sur le sol mais ne supportent pas tout le poids du corps. Si besoin est, gardez les genoux fléchis.

9 Sans cesser d'expirer, abaissez le corps pour prendre la posture du crocodile (p. 64). Poussez sur les talons et rentrez le ventre. Si vous n'y arrivez pas, passez directement de l'étape 8 à l'étape 10 (voir variente p. 39).

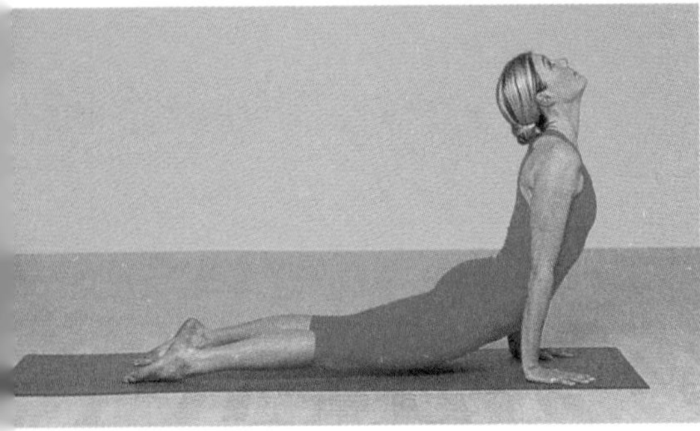

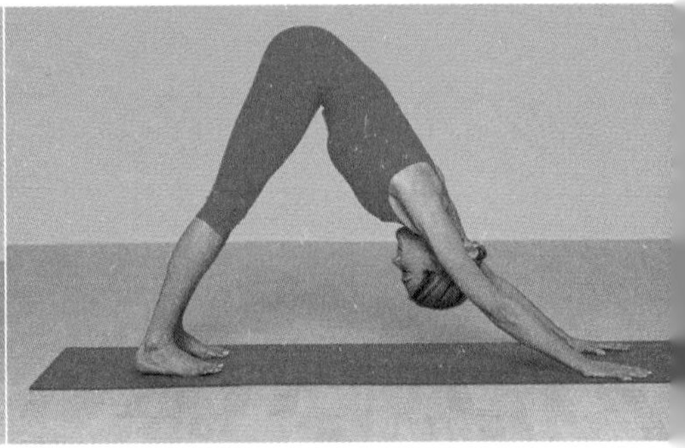

10 Inspirez et redressez le buste pour prendre la posture du chien tête en l'air (p. 68). Tendez les pointes des pieds, redressez le buste et ouvrez la poitrine. Regardez en l'air.

11 Expirez, levez et amenez le bassin vers l'arrière pour revenir à la posture du chien tête en bas. Posez les talons sur le sol. Regardez vos tibias. Maintenez la position pendant quelques respirations naturelles.

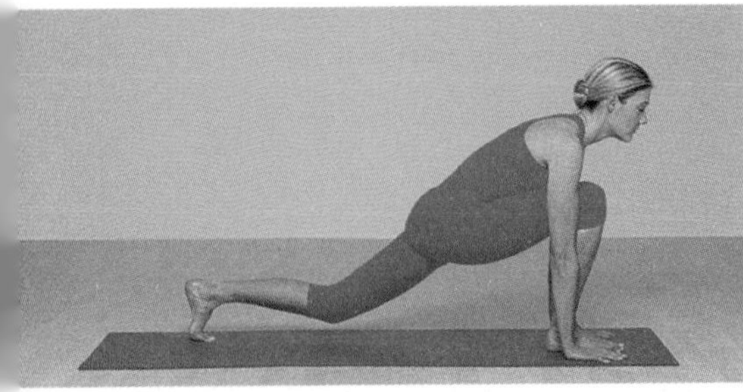

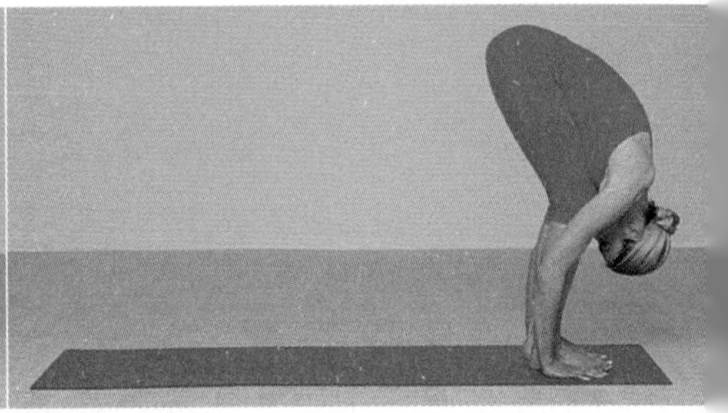

12 Inspirez, amenez le genou droit sous la poitrine pour revenir dans la posture du guerrier – extension en fente pieds fixes. Si vous manquez de souplesse, faites deux pas en avant et posez le bout des doigts.

13 Expirez et amenez le pied gauche à côté du pied droit pour repasser dans la posture de la flexion avant. Si nécessaire, fléchissez les genoux. La nuque et les épaules sont décontractées.

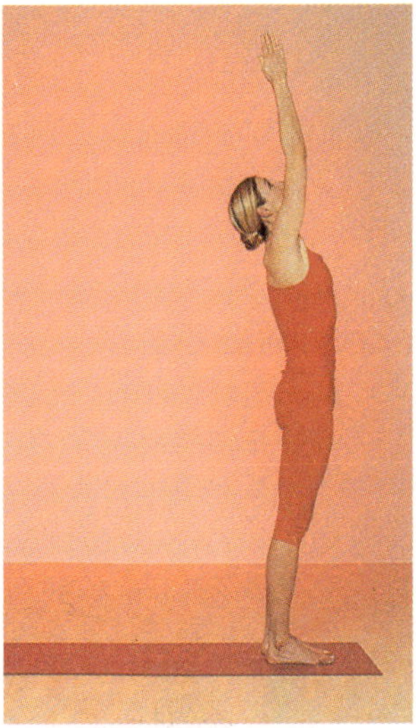

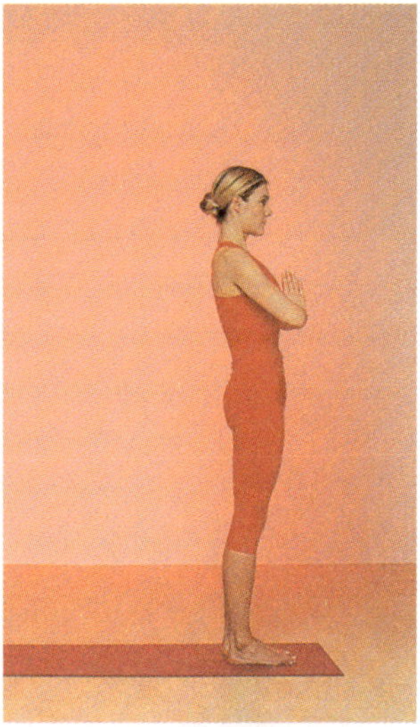

14 Inspirez et revenez en position initiale en gardant les genoux fléchis. Levez les bras sur le côté, puis au-dessus de la tête. Joignez les paumes et amenez le buste vers l'arrière. Regardez vos doigts.

15 Expirez, ramenez les mains sur la poitrine. Baissez la tête et regardez fixement devant vous. Répétez l'enchaînement en inversant la position des jambes à l'étape 6.

## variante

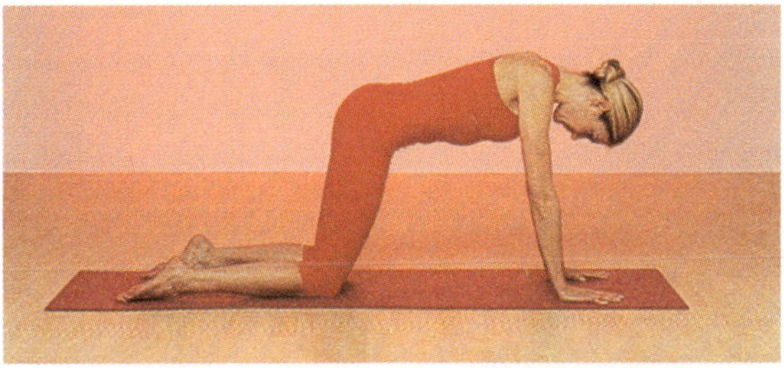

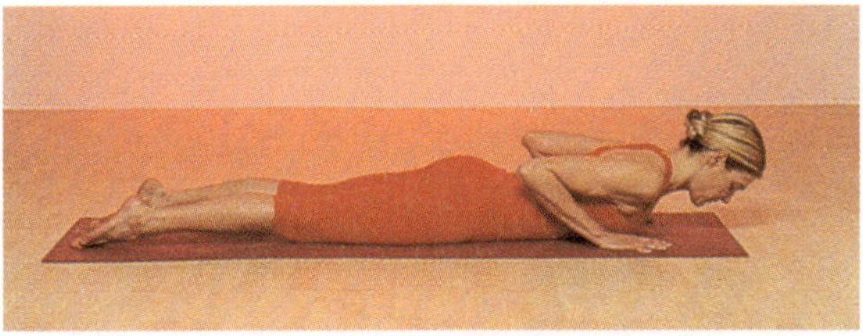

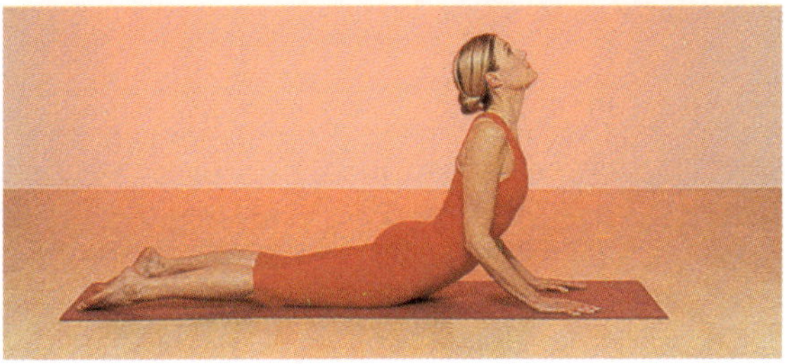

Si les étapes 8 à 10 sont trop difficiles pour vous, essayez la variante suivante :

- À partir de la posture du chien tête en bas, expirez et posez les genoux au sol. Vous êtes à quatre pattes.
- Sans cesser d'expirer, abaissez le corps en gardant les mains sous les épaules et les coudes collés au corps.
- Inspirez, levez la tête et les épaules, et redressez le buste en gardant les jambes collées au sol dans une variante de la posture du chien tête en l'air.

# Enchaînement de flexions latérales

Cet enchaînement dynamique vous détend, vous aide à vous concentrer et vous redonne de l'énergie. À chaque étape, inspirez et expirez trois fois de suite afin que l'énergie circule dans le corps.

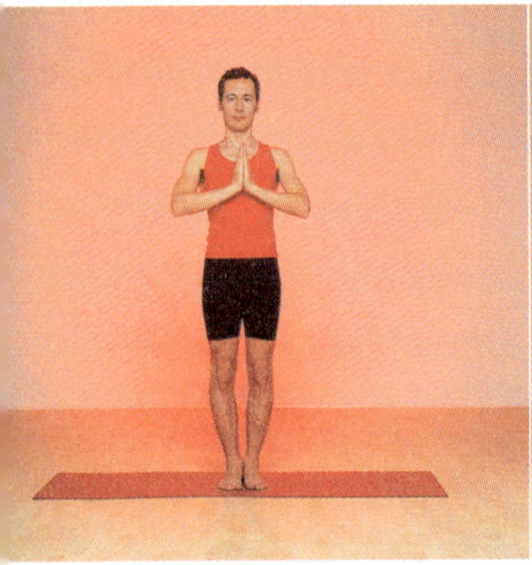

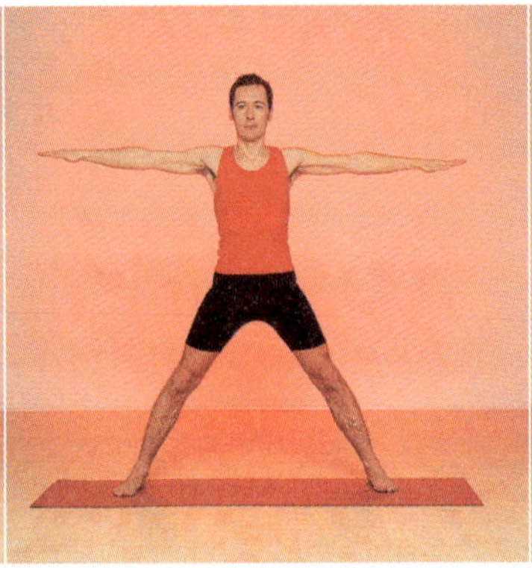

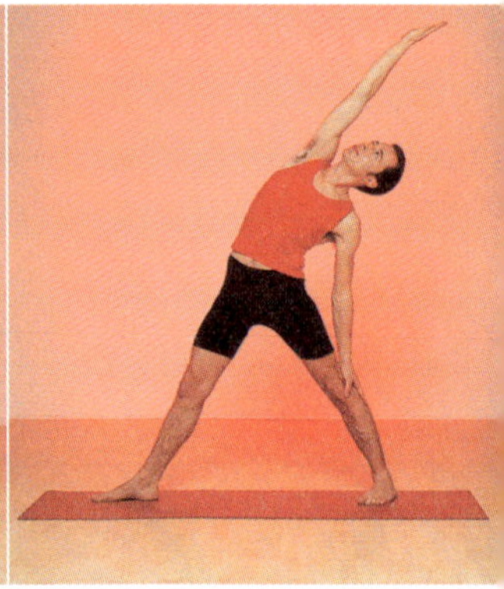

1 Vous êtes debout, les pieds joints et les mains jointes sur la poitrine. Grandissez-vous, concentrez-vous, respirez calmement et poussez doucement le bas des paumes l'un contre l'autre.

2 Écartez vos pieds de 1 m-1,50 m environ. Levez les bras à l'horizontale sur les côtés à hauteur des épaules. Les paumes sont tournées vers le bas. Les épaules sont décontractées.

3 Tournez le talon gauche vers l'extérieur et pivotez la jambe droite. Inspirez, levez le bras droit et inclinez le buste sur la gauche en étirant au maximum tout le côté droit. Laissez le bras gauche glisser sur la jambe gauche.

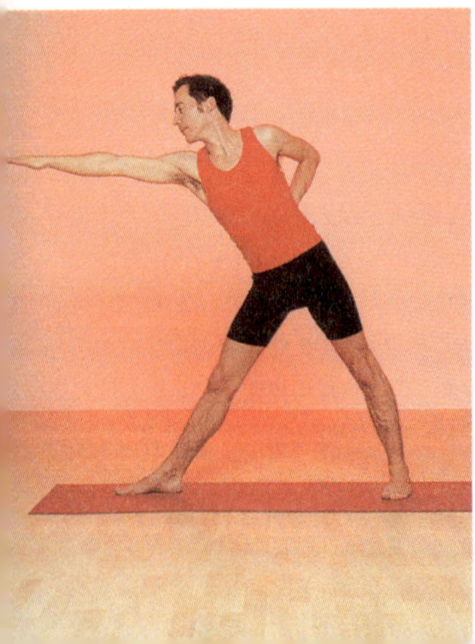

4 Expirez, ramenez le bras droit à l'horizontale, étirez le buste sur la droite et posez la main gauche sur le bas du dos. Tout le buste est étiré. Regardez votre main droite.

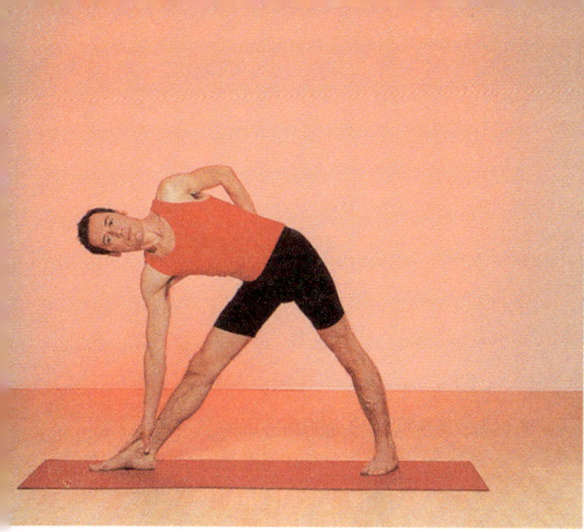

5 Posez la main droite le plus près possible de la cheville droite. Appuyez doucement la main gauche dans le bas du dos afin d'ouvrir la poitrine. Les hanches sont ouvertes au maximum. Étirez la colonne vertébrale en tirant le haut de la tête sur la droite. Regardez devant vous.

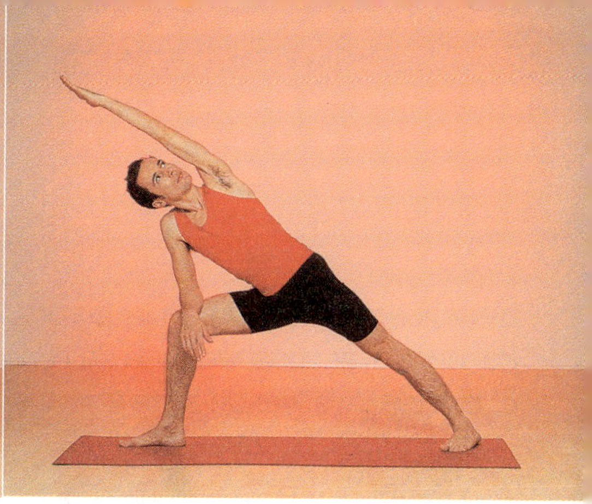

6 Expirez, fléchissez le genou droit afin de l'amener au-dessus du talon et posez l'avant-bras droit sur la cuisse droite. Levez le bras gauche au-dessus de la tête. Les hanches sont ouvertes. Tournez la tête et regardez votre bras gauche.

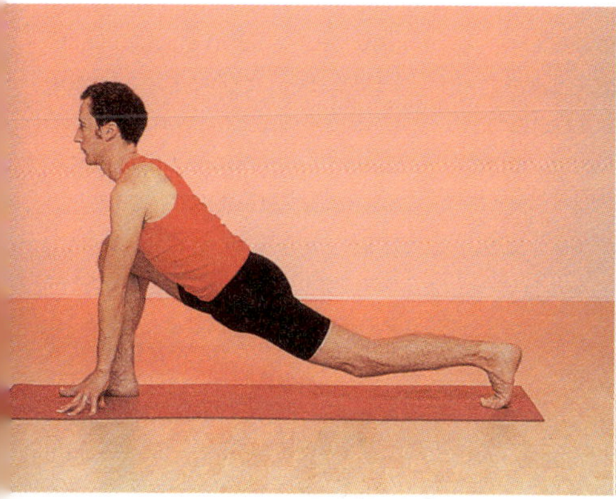

7 Expirez, baissez le bras gauche et posez les mains de chaque côté du pied droit. En même temps, pivotez la plante du pied gauche pour prendre la posture du guerrier – extension en fente pieds fixes (p. 32).

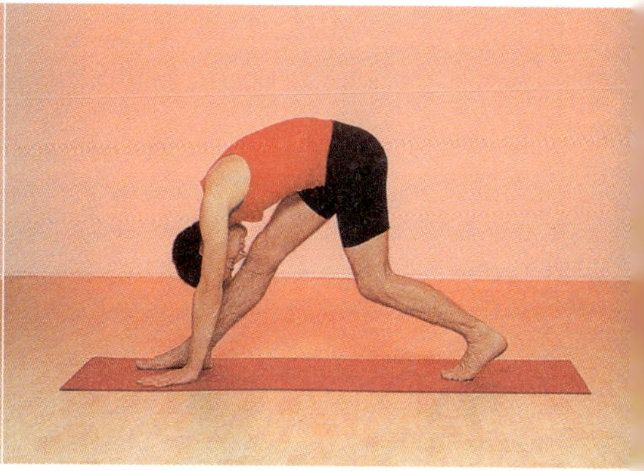

8 Avancez le pied gauche pour prendre la posture de l'étirement du coureur (p. 77). En gardant le genou gauche fléchi, étirez au maximum l'arrière de la jambe droite et penchez-vous en avant afin d'étirer le haut du corps. Visualisez les ischions qui pointent vers le haut et l'arrière. Le dos est décontracté et les mains sont toujours collées au sol.

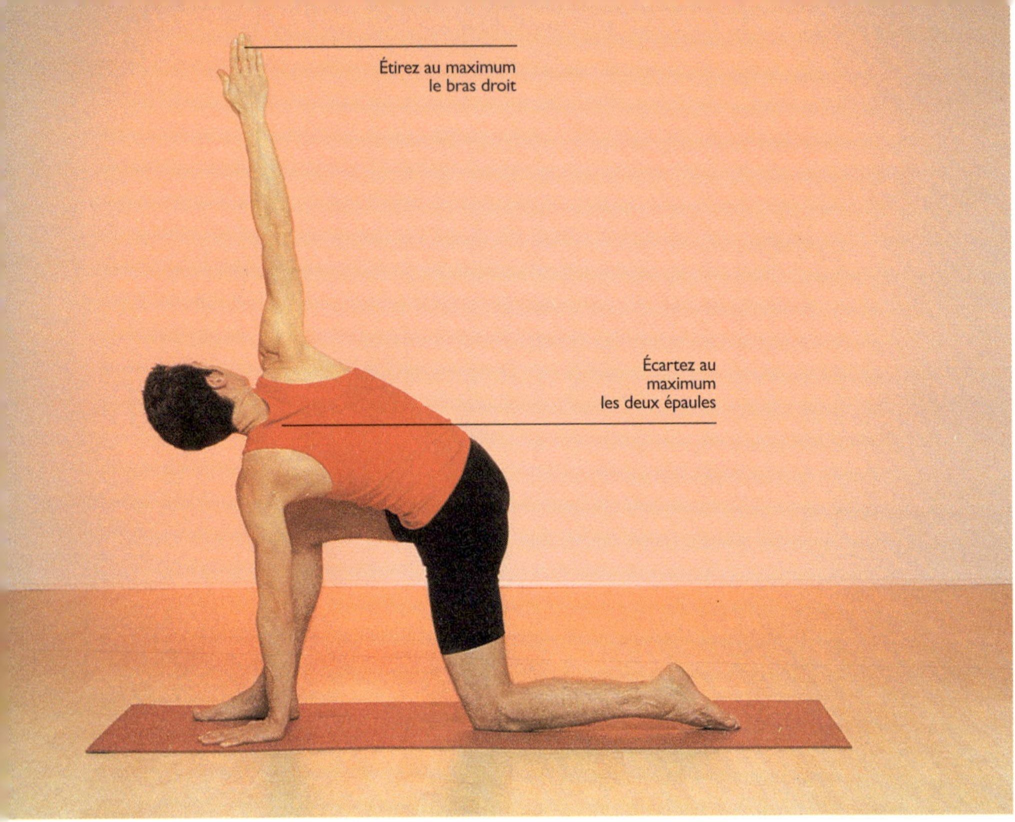
Étirez au maximum
le bras droit
Écartez au
maximum
les deux épaules

9 Fléchissez à nouveau le genou droit et posez le genou gauche au sol. Le pied gauche est tendu. Inspirez et levez le bras droit à la verticale. Ouvrez la poitrine. Regardez votre main droite.

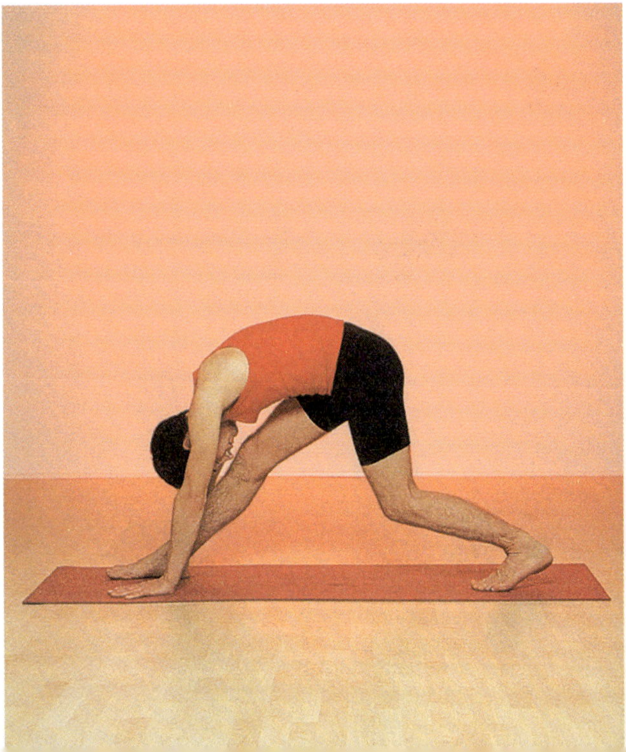

10 Expirez et posez la main droite sur le sol. Prenez à nouveau appui sur les orteils du pied gauche et revenez à la posture de l'étirement du coureur. Les ischions sont tirés vers le haut et l'arrière. Le haut du corps est décontracté.

## 11

En fléchissant le genou droit, déplacez vos mains sans les décoller du sol et pivotez les pieds afin de prendre la posture de la flexion avant jambes écartées (p. 42). Le dos est étiré et décontracté. Les doigts sont écartés.

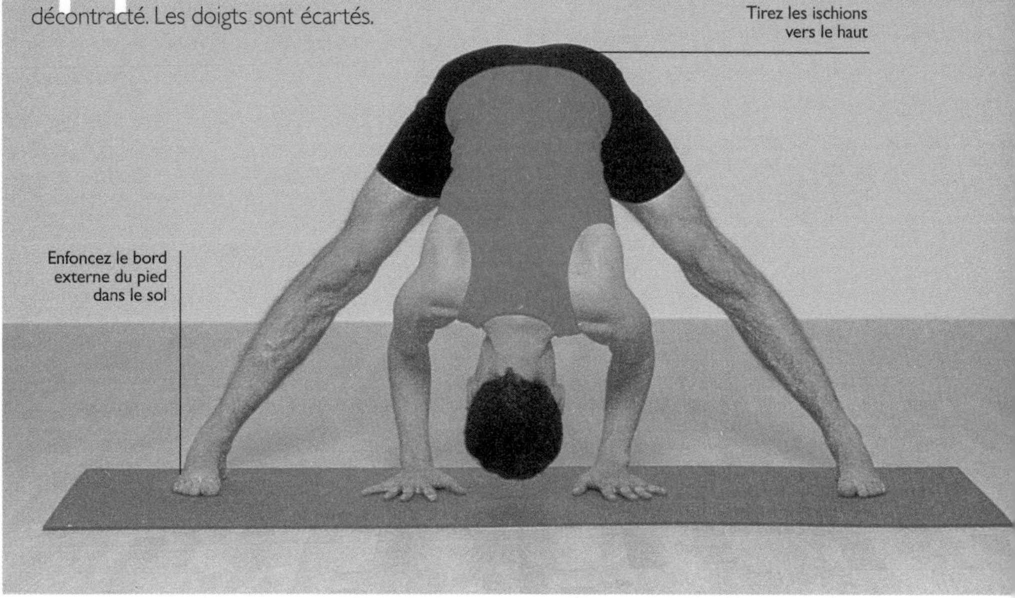
Tirez les ischions vers le haut
Enfoncez le bord externe du pied dans le sol

## 12

Fléchissez les genoux et posez les mains sur les hanches. Inspirez et, sans contracter les muscles du dos, redressez le buste en déroulant les vertèbres les unes après les autres. Relevez la tête en dernier, puis tendez les jambes.

## 13

Enfoncez les bords externes des pieds dans le sol et pivotez les fémurs vers l'extérieur. Ouvrez les coudes, projetez la poitrine vers le haut et écartez au maximum les épaules. Regardez fixement devant vous. Maintenez la posture pendant deux respirations naturelles.

## 14

Resserrez les pieds et joignez les mains sur la poitrine. Répétez tout l'enchaînement en changeant de côté. Puis revenez dans la position de départ, fermez les yeux. Votre esprit est apaisé et l'énergie circule dans tout votre corps.

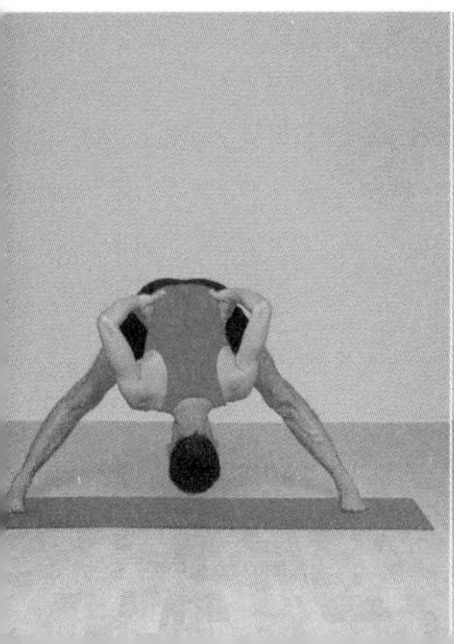

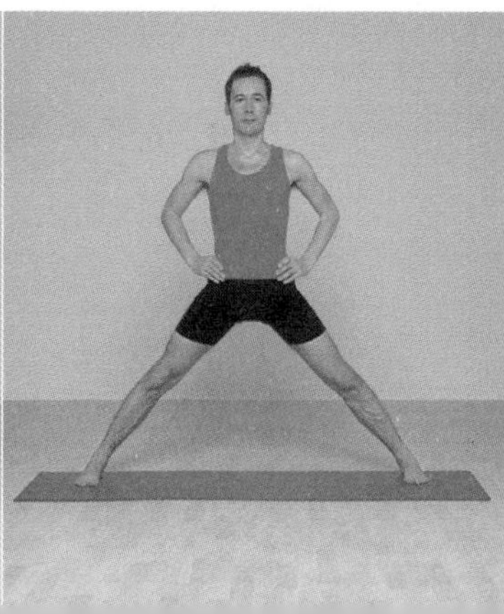

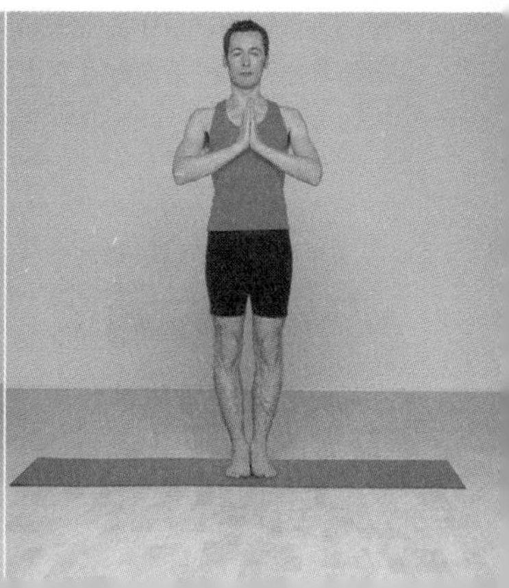

# Flexion latérale du torse
## en position debout

Cet exercice tonifie les muscles du haut du corps, stimule la respiration thoracique et favorise la concentration. Si vous êtes assis à un bureau toute la journée, cet étirement ne peut que vous être bénéfique.

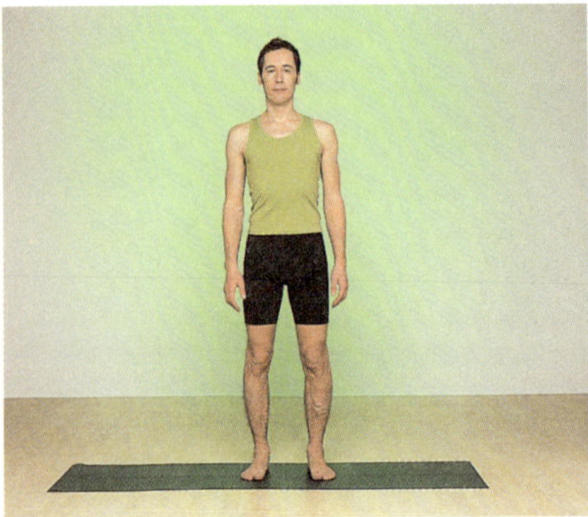

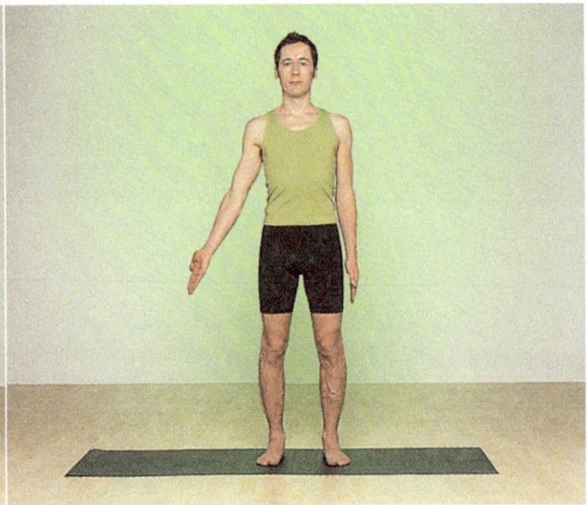

1 Vous êtes debout, dos droit, jambes écartées de la largeur du bassin, bras le long du corps et épaules dégagées. Regardez devant vous, respirez naturellement.

2 Inspirez, dégagez le bras droit du torse et faites une rotation de la paume afin de la tourner vers l'extérieur. C'est l'épaule qui tourne.

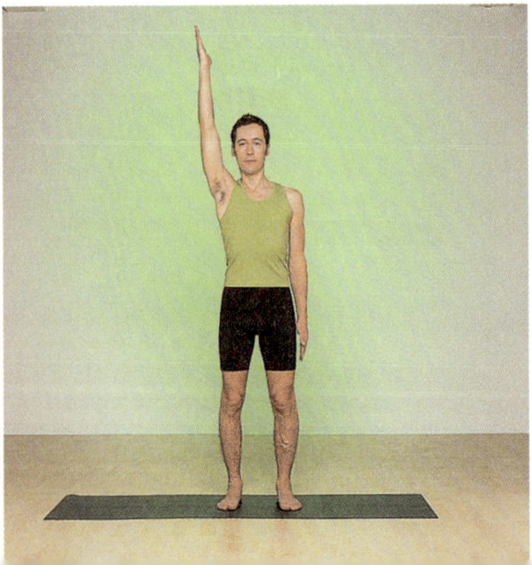

3 Sans cesser d'inspirer, levez le bras droit sur le côté pour l'amener à la verticale au-dessus de la tête. Tendez-le au maximum pendant deux ou trois respirations.

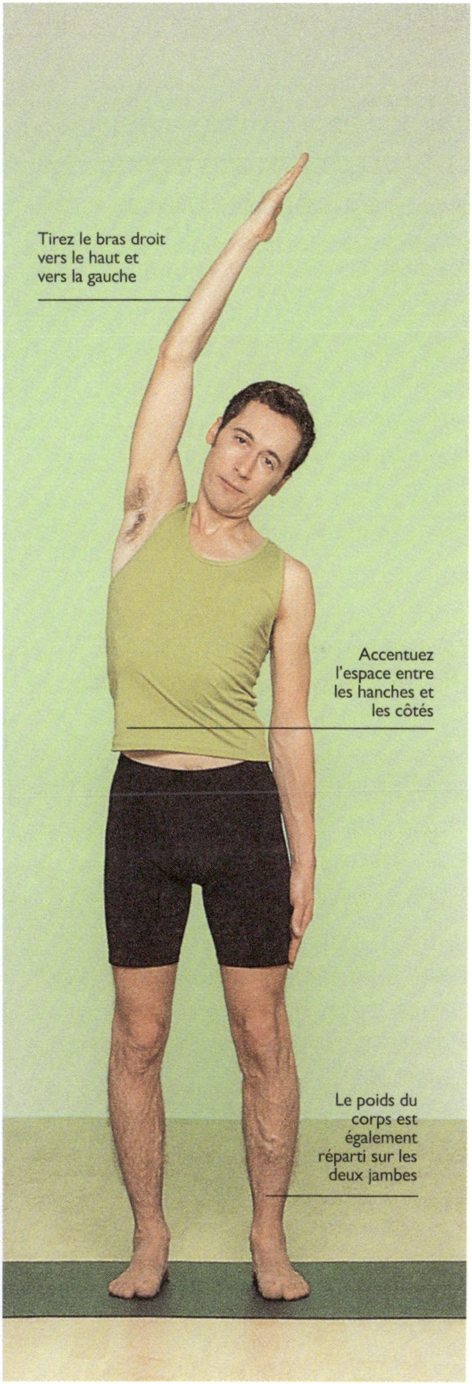
Tirez le bras droit vers le haut et vers la gauche
Accentuez l'espace entre les hanches et les côtés
Le poids du corps est également réparti sur les deux jambes

4 Expirez, tirez le bras vers le haut et sur la gauche en le gardant près de la tête. Maintenez la position. À chaque inspiration, accentuez l'espace entre le haut de la hanche droite et le bas de la cage thoracique. Inspirez et redressez-vous. Expirez et descendez le bras droit le long du corps. Répétez l'exercice avec le bras gauche.

## variante

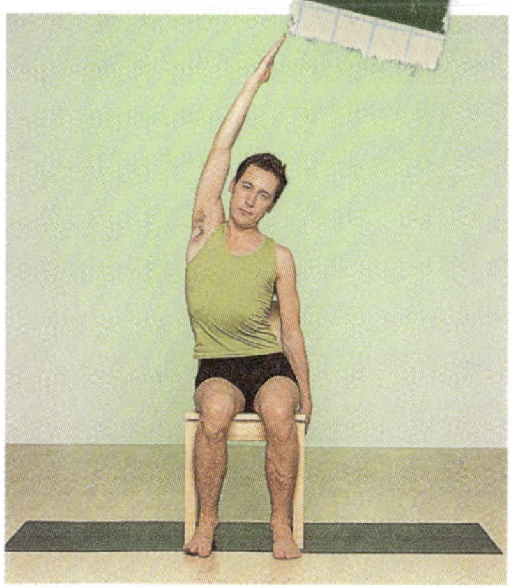

Vous êtes assis sur une chaise. Levez le bras droit au-dessus de la tête. Tenez le siège de la main gauche et inclinez le torse sur la gauche en tirant au maximum le bras droit sur la gauche. Maintenez la position.

# La chandelle
## en appui contre un mur

Cette posture revigorante inverse les effets de l'attraction terrestre sur le corps et favorise l'irrigation du cerveau. Si vous avez la nuque fragile, pliez une couverture et glissez-la sous les épaules.

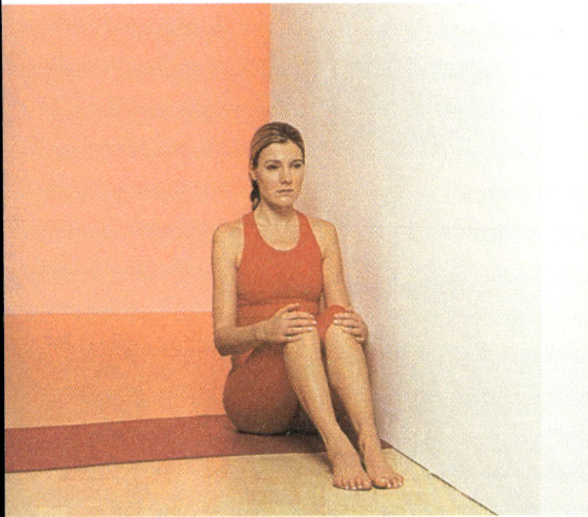

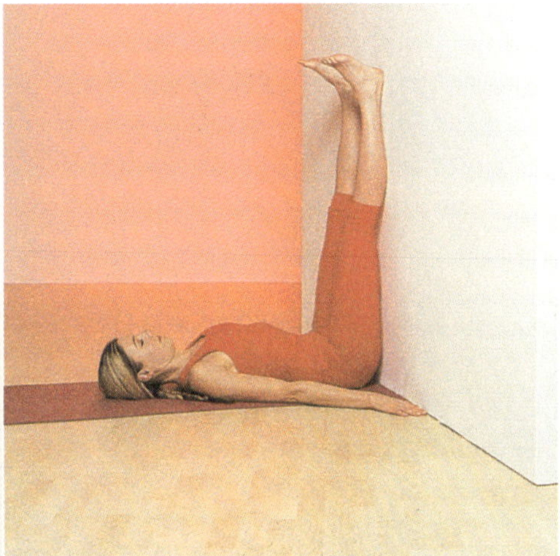

1 Vous êtes assis, le dos droit, la hanche gauche contre le mur et les genoux fléchis. Respirez calmement et concentrez-vous

2 Pivotez en vous aidant des mains, allongez le dos sur le sol, collez les fesses contre le mur et levez les jambes.

**ATTENTION !**

Si vous avez un problème de surpoids, si vous avez vos règles, si votre nuque est fragile, si vous souffrez d'une maladie cardiaque ou si votre tension artérielle est élevée, arrêtez-vous à l'étape 2.

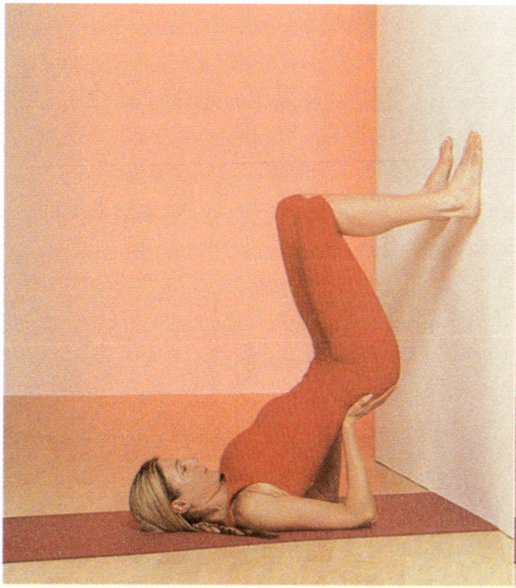

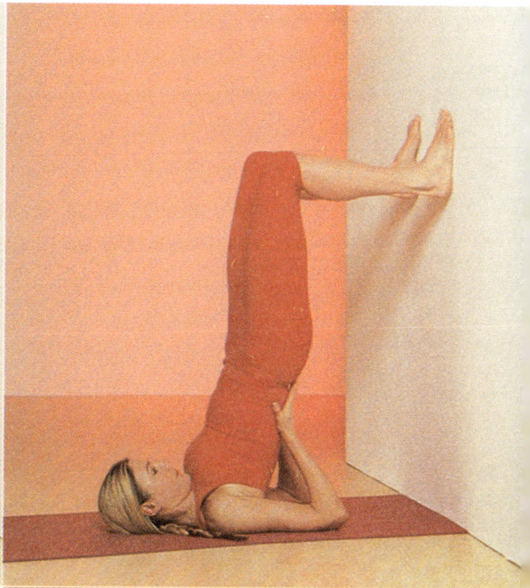

3 Fléchissez les genoux et posez les pieds à plat sur le mur. Inspirez et poussez sur les plantes des pieds afin de décoller les fesses du sol. Soutenez le bas du dos avec les mains.

4 Continuez à pousser contre le mur afin d'étirer la face antérieure du corps jusqu'à ce que le dos et les cuisses soient perpendiculaires au sol. Si vous avez mal à la nuque, revenez en position initiale.

5 Respirez régulièrement et tendez la jambe gauche à la verticale au-dessus du buste. Le pied est tendu. Reposez le pied gauche contre le mur et tendez la jambe droite.

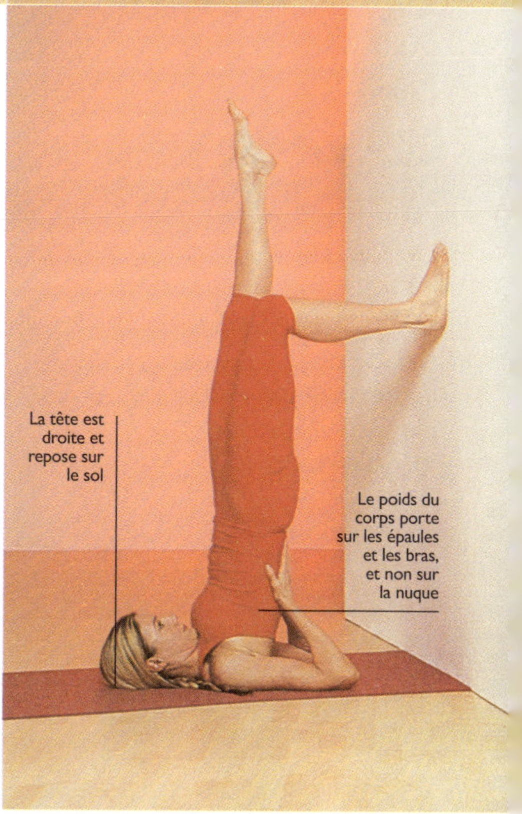
La tête est droite et repose sur le sol
Le poids du corps porte sur les épaules et les bras, et non sur la nuque

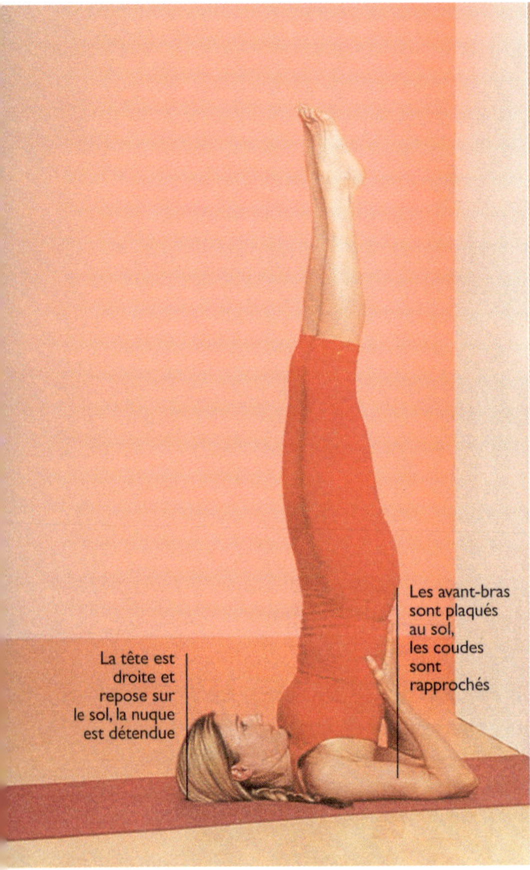
Les avant-bras
sont plaqués
au sol,
les coudes
sont
rapprochés
La tête est
droite et
repose sur
le sol, la nuque
est détendue

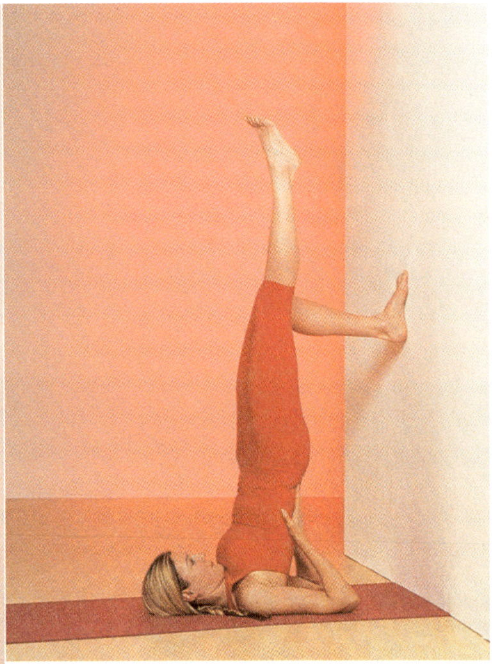

7 Pour revenir en position initiale, fléchissez le genou gauche et posez la plante du pied sur le mur. Étirez la colonne vertébrale et gardez les mains sur le bas du dos.

6 Tendez la jambe gauche à la verticale puis la jambe droite pour prendre la posture de la chandelle. Rapprochez les mains le plus possible des épaules afin que le corps soit en parfait équilibre. Maintenez la position une trentaine de secondes dans un premier temps, puis, au fil des jours, de plus en plus longtemps. Respirez naturellement. Le corps est droit et les pieds sont tendus.

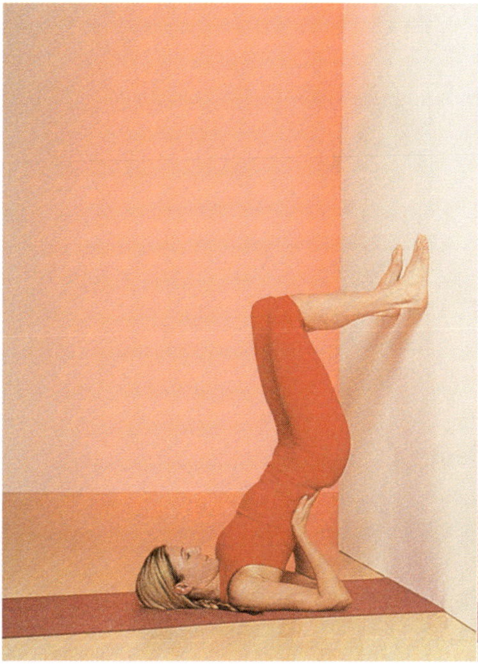

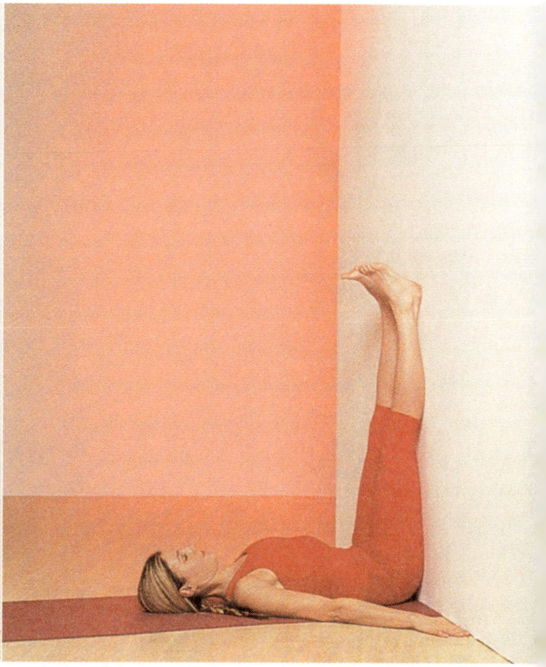

8 Fléchissez le genou droit et posez la plante du pied sur le mur. Respirez naturellement, ramenez lentement le haut du dos sur le sol en gardant les mains sur le bas du dos.

9 Lorsque le bas du dos repose sur le sol, dégagez les bras du corps. Les jambes sont tendues le long du mur. Maintenez la position pendant quelques respirations naturelles

10 Expirez, ramenez les genoux sur la poitrine, puis basculez sur le côté droit. Maintenez la position pendant quelques secondes. Essayez de prendre la posture du poisson (p. 93) avant de passer à une autre posture.

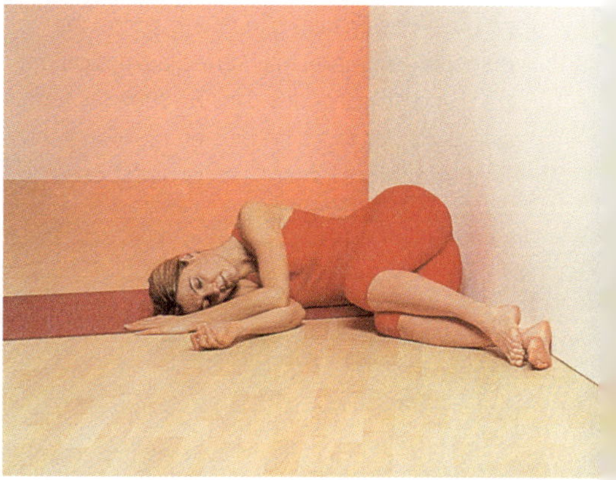

# La chandelle

Si la posture précédente vous semble facile, ne prenez plus appui contre un mur. Soyez détendu et respirez calmement et profondément.

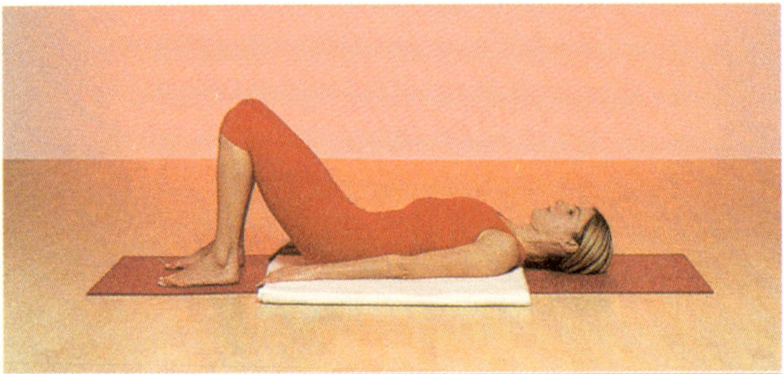

1 Vous êtes allongé sur le dos sur une couverture pliée, les genoux fléchis, les bras le long du corps et les mains à plat sur le sol. La tête est droite et repose sur le sol.

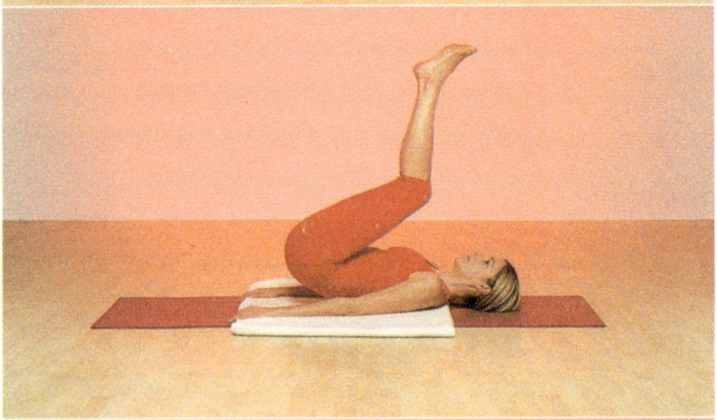

2 Inspirez, fléchissez les genoux et levez le bassin. Enfoncez les mains et les avant-bras dans le sol.

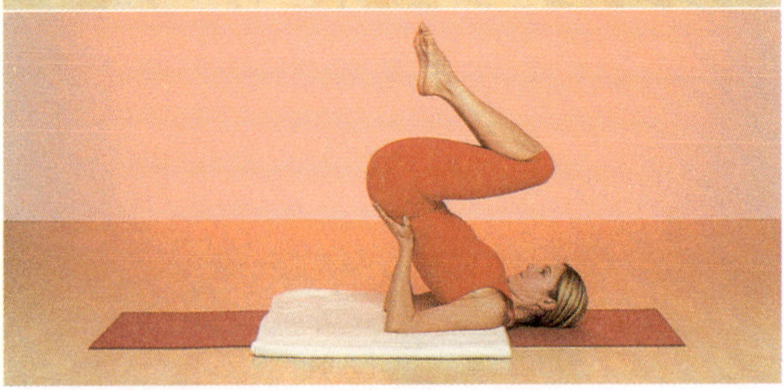

3 Posez les mains sur le bas du dos sans décoller les bras du sol. Appuyez les mains sur le dos afin de basculer le poids du corps sur les épaules. Il ne doit y avoir aucune tension dans la nuque.

ATTENTION !

- Prenez les mêmes précautions que pour la chandelle en appui contre un mur.
- Si vous utilisez une couverture, veillez à aligner les épaules au bord de la couverture et à poser la nuque sur le sol.

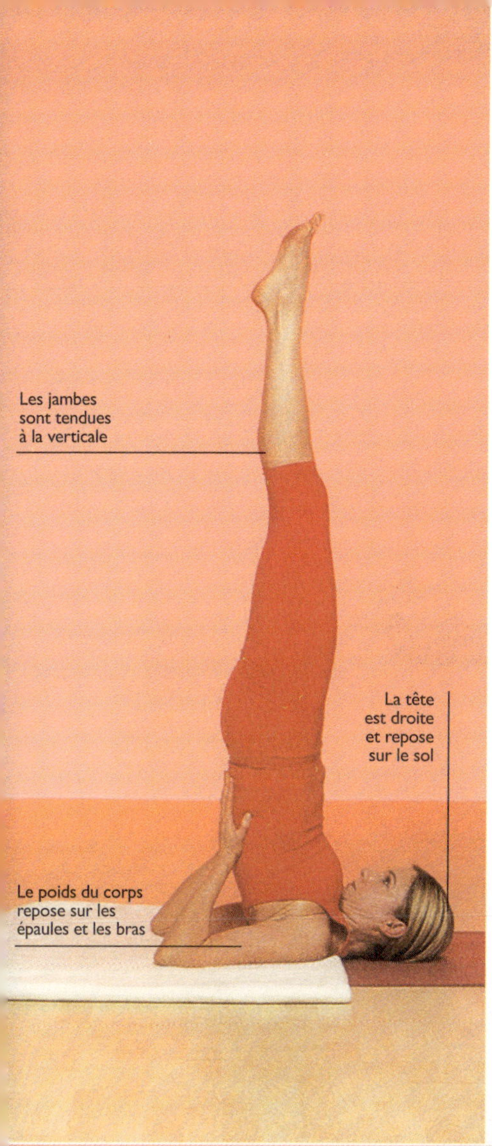
Les jambes sont tendues à la verticale
La tête est droite et repose sur le sol
Le poids du corps repose sur les épaules et les bras

4 Enfoncez les bras et les coudes dans le sol et descendez les mains le plus près possible des épaules afin que le haut du corps soit à la verticale. Tendez doucement les jambes vers le plafond et rapprochez les coudes l'un de l'autre. Respirez naturellement.

5 Expirez, fléchissez les genoux et amenez-les vers la tête. Soutenez le bassin avec les mains. Si besoin est, décollez la tête et les épaules du sol.

6 Basculez le corps vers l'avant pour prendre la posture de la flexion avant en position assise. Posez la tête sur les genoux et détendez-vous.

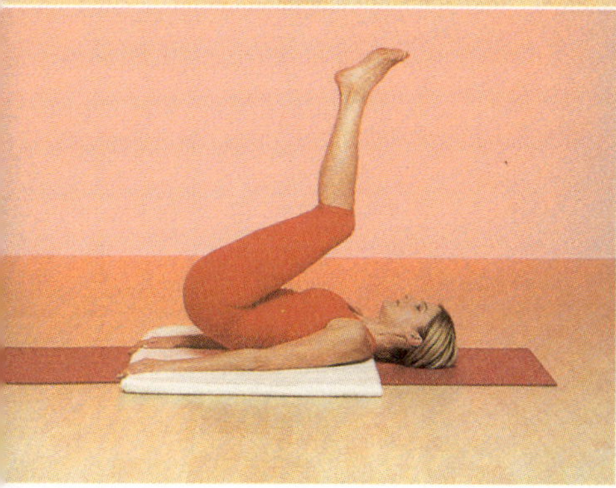

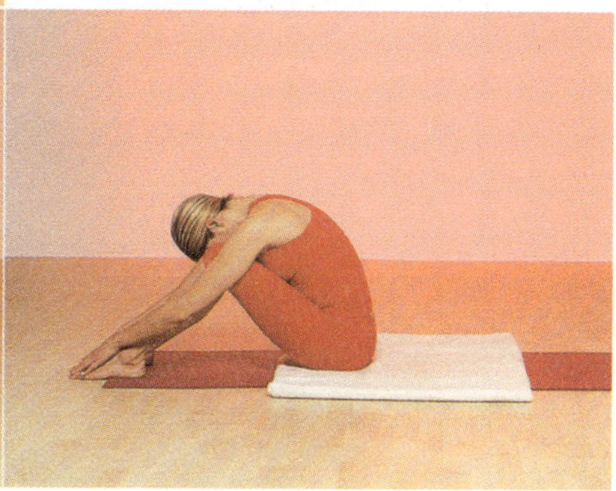

# Le cobra

Cette posture stimulante qui fait penser à un serpent prêt à se jeter sur sa proie étire et tonifie les muscles du dos et stimule la circulation le long de la colonne vertébrale.

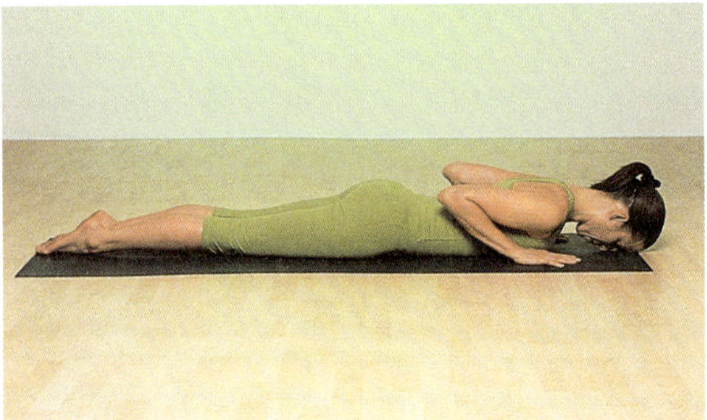

1 Vous êtes allongé sur le ventre, le front au sol et les pieds écartés de la largeur du bassin. Les mains sont sous les épaules, les doigts écartés, le majeur pointe vers l'avant Les coudes sont collés au corps. Contractez les muscles fessiers.

## variante

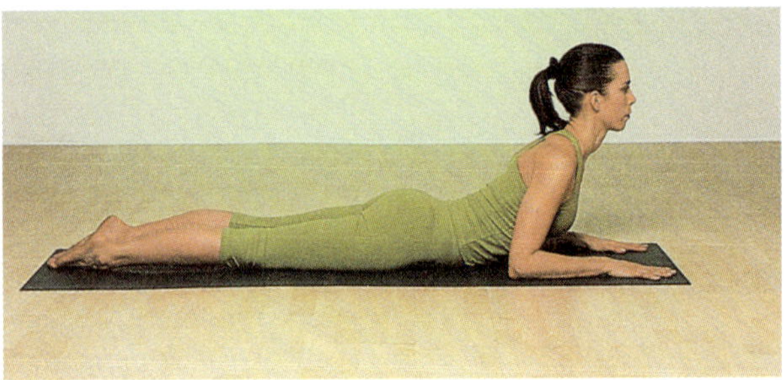

En cas d'hypertension ou de maladie cardiaque, de hernie ou si votre dos fragile, posez les avant-bras sur le sol et gardez les mains de chaque côté de la tête. Inspirez, posez les coudes au sol en relevant la tête et en décollant les épaules. Expirez et revenez en position initiale.

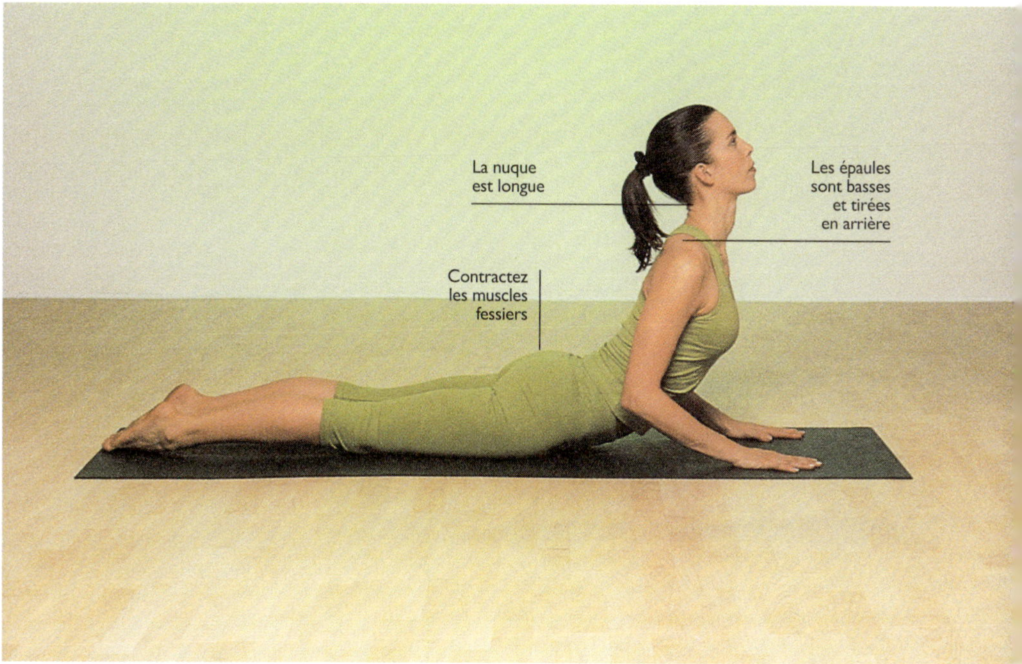
La nuque
est longue
Les épaules
sont basses
et tirées
en arrière
Contractez
les muscles
fessiers

2 Inspirez, levez le front, le nez, le menton, puis les épaules. Contractez les muscles du dos et tirez le buste en arrière, les mains servant uniquement d'appui. À chaque inspiration, tirez le buste en arrière et à chaque expiration, poussez la poitrine en avant. Les hanches restent plaquées au sol. Vous sentez la cambrure de la colonne vertébrale. Maintenez la position en respirant et en regardant devant vous. Expirez et revenez en position initiale.

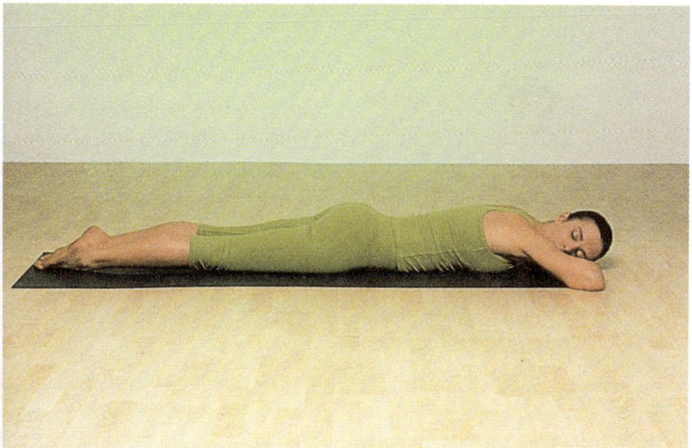

3 Croisez les bras sous la tête et laissez-vous aller. Respirez régulièrement et répétez l'exercice.

### ATTENTION !

Si vos épaules manquent de souplesse ou si vous avez une cyphose, optez pour la variante ci-contre suivie de la posture du serpent (p. 95).

# Le crocodile

Cette posture statique requiert les muscles des bras, du dos, des jambes, et les abdominaux afin de bien stabiliser le corps. Soyez concentré et imaginez que votre corps flotte au-dessus du sol.

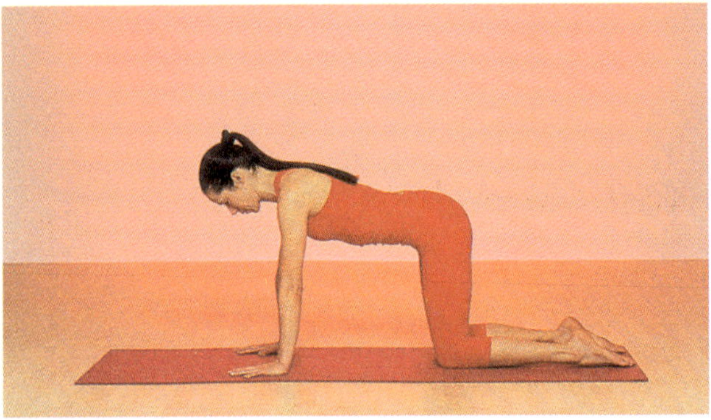

1 Vous êtes à quatre pattes, les genoux dans l'alignement des hanches, les mains légèrement décalées en avant par rapport aux épaules et les pieds écartés de la largeur du bassin. Regardez par terre et respirez naturellement.

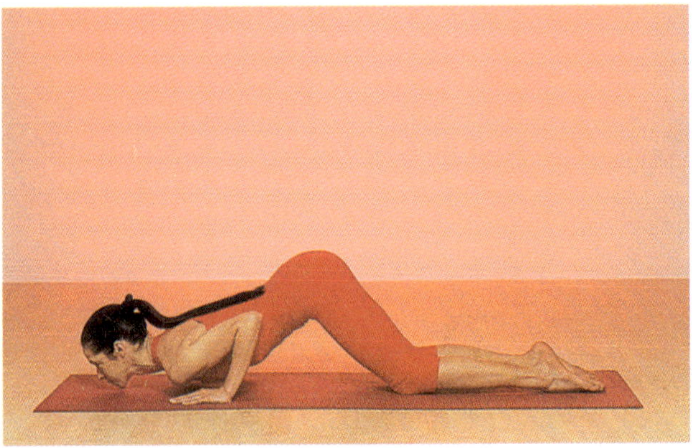

2 Expirez, fléchissez les bras et baissez le haut du corps jusqu'à ce que la poitrine soit à quelques centimètres seulement du sol. Les coudes sont le plus près possible du corps.

**ATTENTION !**

Si vous avez un problème de surpoids, si votre tension artérielle est élevée ou si vous avez une maladie cardiaque, maintenez la posture quelques instants seulement ou optez pour sa variante.

3 Inspirez, pliez les orteils et décollez les genoux du sol. Avancez le haut du buste jusqu'à ce que les coudes soient juste au-dessus des poignets. Rentrez le ventre afin que le corps soit parallèle au sol. Si besoin est, reculez les pieds.

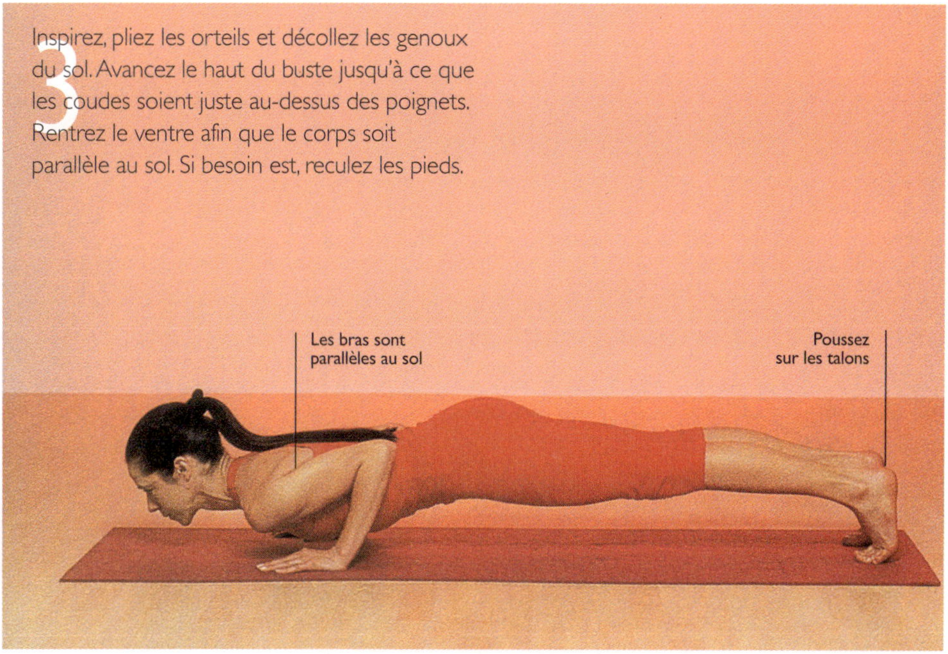
Les bras sont
parallèles au sol
Poussez
sur les talons

4 Pour revenir en position initiale, expirez et posez les genoux au sol, puis baissez doucement les autres parties du corps. Croisez les bras sous la tête et reposez-vous quelques instants. Revenez à quatre pattes et répétez l'exercice.

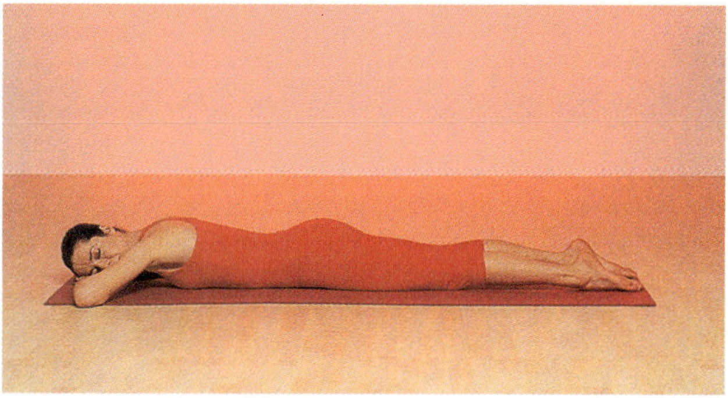

## variante

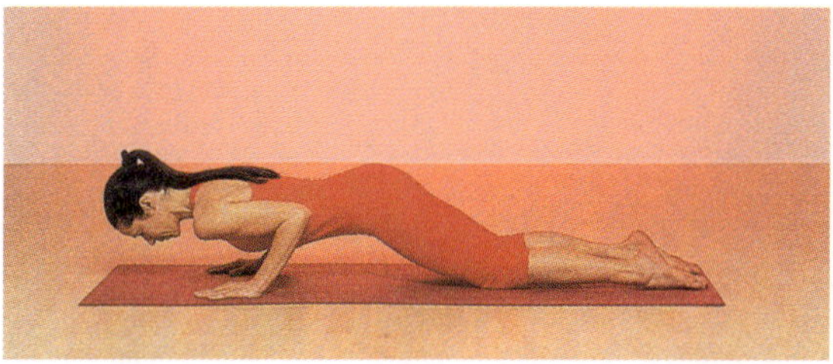

Si vous ressentez des douleurs à l'étape 3, gardez les genoux au sol jusqu'à être plus performant.

# Le chien tête en bas

Cette posture inversée relaxante sollicite autant le haut que le bas du corps. Transférez le poids du corps selon la position, dégagez et détendez les épaules, et étirez la colonne vertébrale.

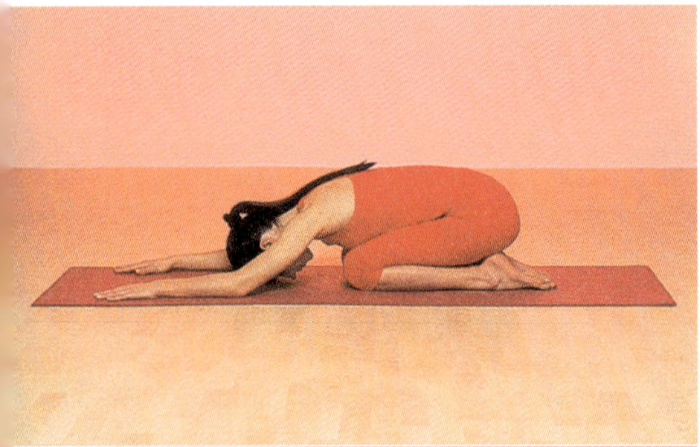

1 Vous êtes assis sur les talons, les jambes écartées de la largeur du bassin. Expirez et basculez le corps en avant. Tendez les bras en avant et écartez les doigts.

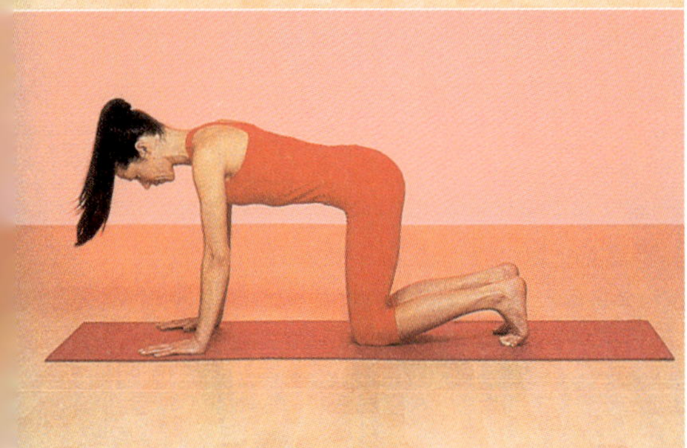

2 Inspirez et mettez-vous à quatre pattes. Les genoux sont dans l'alignement des hanches, les pieds sont écartés de la largeur du bassin et les mains à l'écartement des épaules. Enfoncez les paumes dans le sol et tendez les bras.

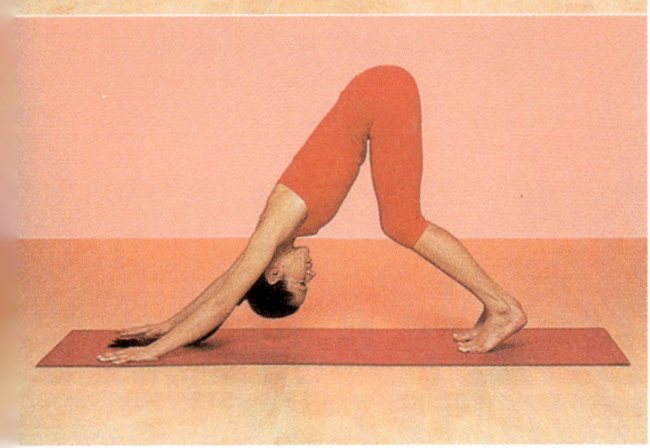

3 Expirez profondément, levez le bassin et tirez-le en arrière. En gardant les genoux fléchis, transférez le poids du corps sur les pieds afin d'étirer la colonne vertébrale. Si les épaules manquent de souplesse, avancez les mains ou reculez les pieds.

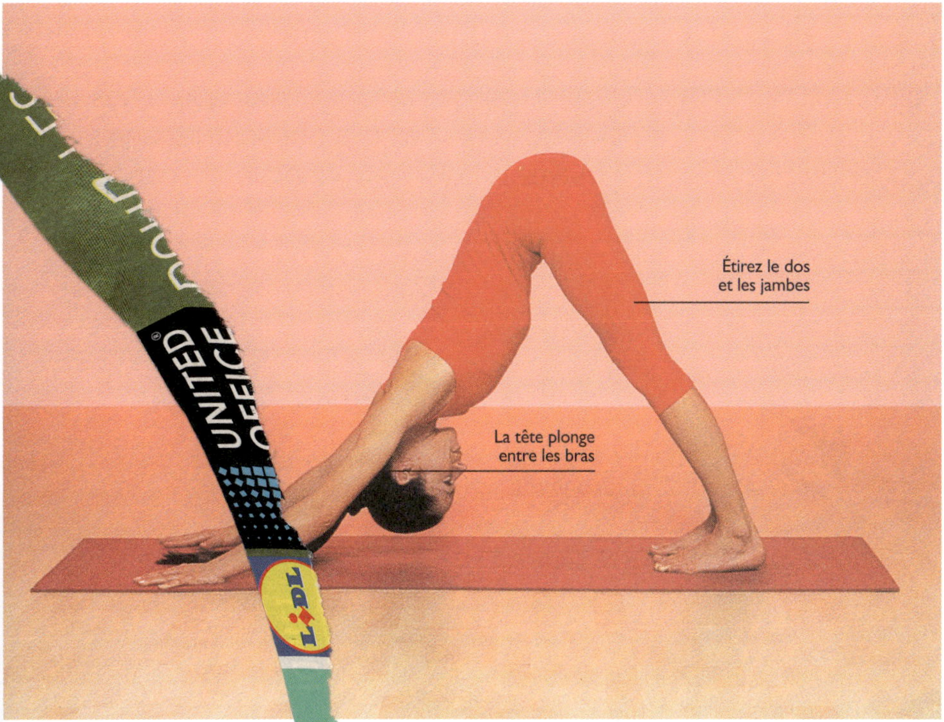
Étirez le dos
et les jambes
La tête plonge
entre les bras

4 Gardez le bassin levé et en arrière. Rapprochez les omoplates afin de dégager la nuque et enfoncez les talons dans le sol pour étirer l'arrière des jambes. La respiration est calme et régulière. Ramenez les genoux au sol, expirez et revenez à la position initiale.

## variantes

Si votre tension artérielle est élevée ou si vous avez des problèmes cardiaques, un glaucome ou un décollement de rétine, posez les mains à plat sur le siège ou le dossier d'une chaise. Si vous avez des problèmes de dos, soyez vigilant et gardez les genoux fléchis pendant tout l'exercice.

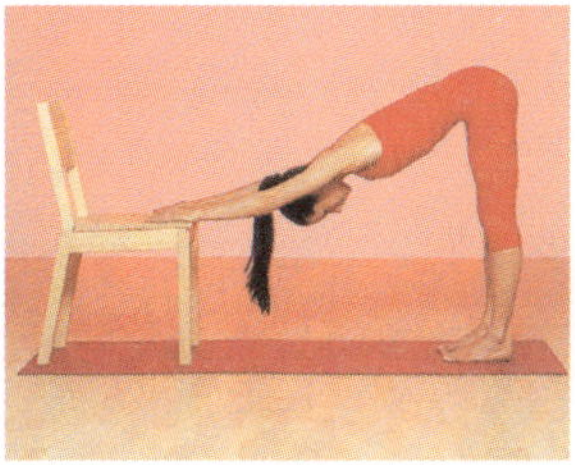

# Le chien tête en l'air

Cette posture stimule la face antérieure du corps, étire la colonne vertébrale et ouvre la poitrine. Privilégiez la respiration thoracique. Après l'exercice, vous vous sentirez plus dynamique.

1 Vous êtes à quatre pattes, les bras écartés de la largeur des épaules, les genoux et les pieds légèrement écartés. Les doigts sont écartés, les majeurs pointent vers l'avant. Respirez naturellement.

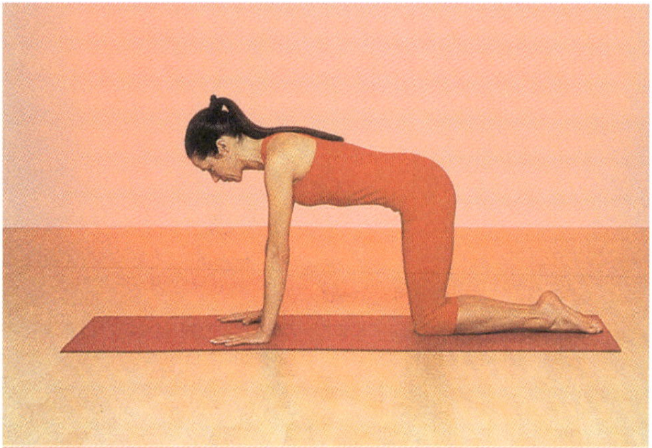

2 Inspirez profondément, avancez et baissez le bassin. Les bras sont tendus. Regardez fixement devant vous. Les épaules sont baissées et tirées vers l'arrière.

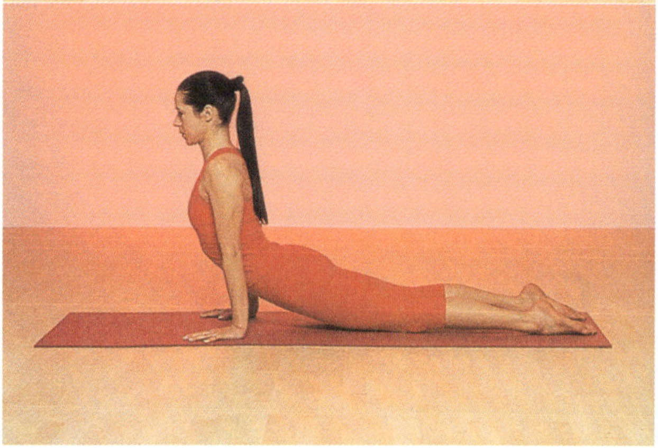

**ATTENTION !**

Si votre tension artérielle est élevée ou si vous avez un problème cardiaque, maintenez la posture pendant quelques instants seulement.

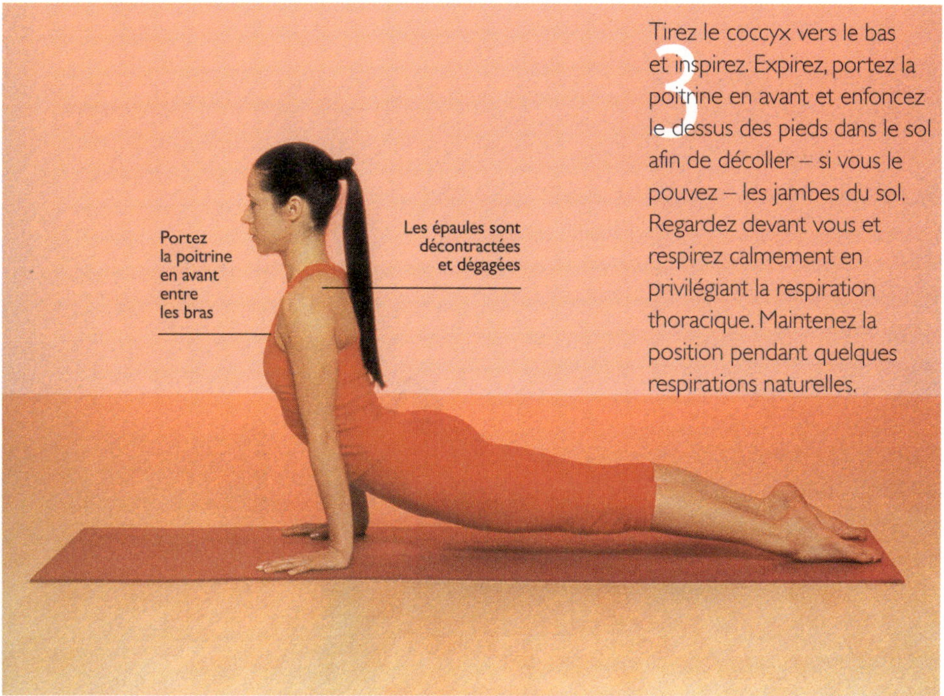
Portez
la poitrine
en avant
entre
les bras
Les épaules sont
décontractées
et dégagées

3 Tirez le coccyx vers le bas et inspirez. Expirez, portez la poitrine en avant et enfoncez le dessus des pieds dans le sol afin de décoller – si vous le pouvez – les jambes du sol. Regardez devant vous et respirez calmement en privilégiant la respiration thoracique. Maintenez la position pendant quelques respirations naturelles.

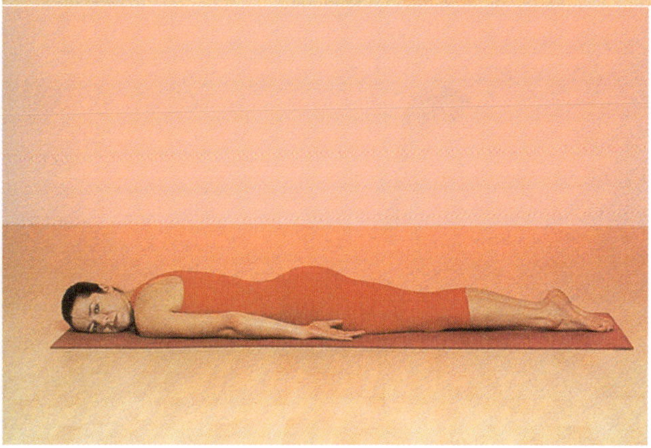

4 Pour revenir en position initiale, fléchissez les bras. Amenez les bras le long du corps. Les paumes sont tournées vers le haut et la tête sur un côté.

# Enchaînement d'étirements en position agenouillée

Cet enchaînement, qui vous permet de canaliser votre énergie et de vous relaxer, est particulièrement réparateur après une journée de travail. Il permet de libérer l'esprit et le corps.

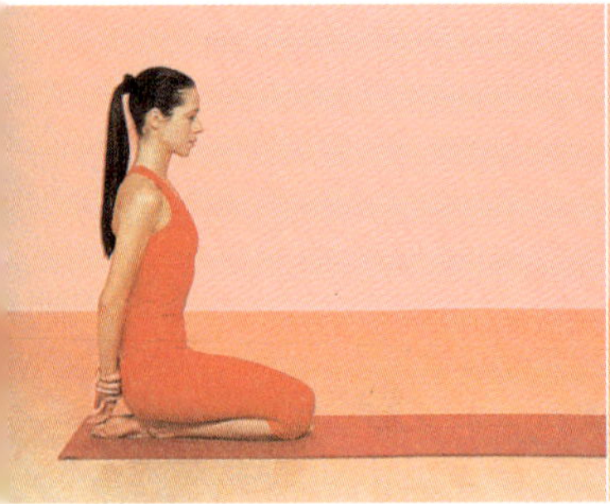

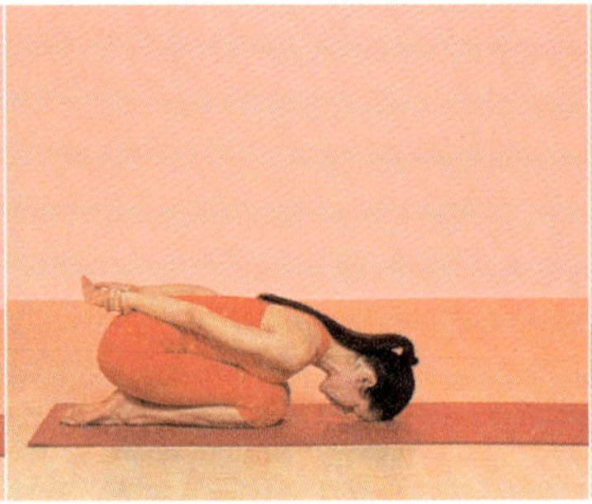

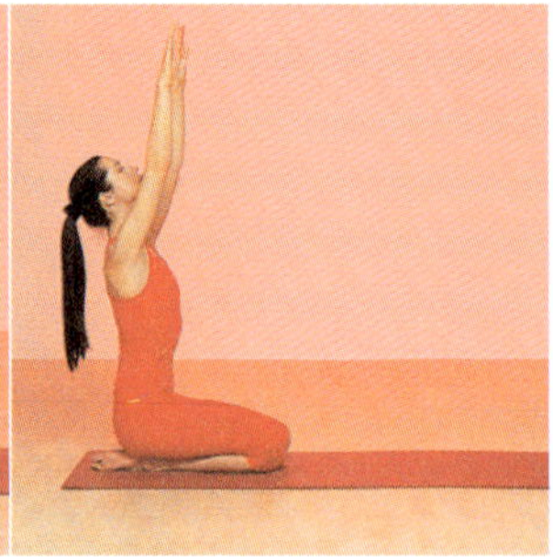

1 Vous êtes assis sur les talons, dos droit. Prenez votre poignet droit dans la main gauche. Étirez la colonne vertébrale et la nuque. Regardez fixement devant vous, puis fermez les yeux et respirez naturellement afin de vous concentrer. Inspirez.

2 Expirez et penchez-vous en avant pour amener le haut du corps sur les cuisses. Inspirez et redressez-vous pour revenir en position assise. Expirez, puis penchez-vous à nouveau vers l'avant.

3 Inspirez et redressez-vous pour revenir en position assise en levant les bras à l'horizontale sur les côtés puis à la verticale au-dessus de la tête.

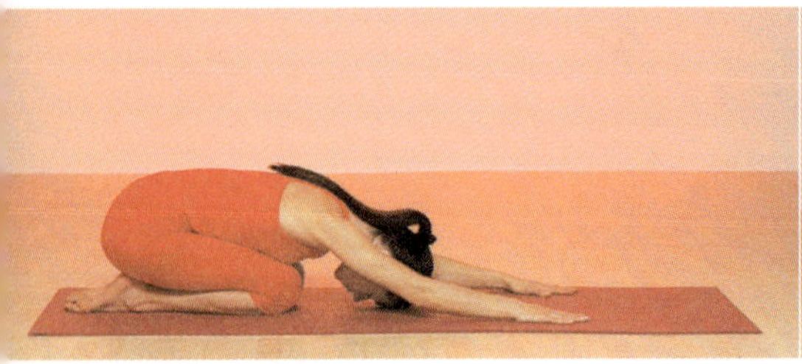

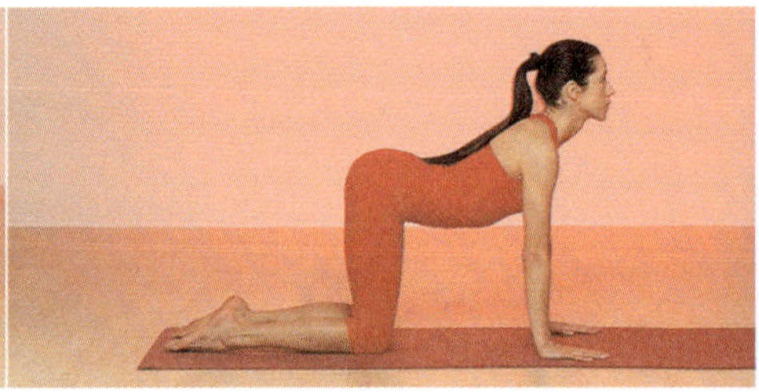

4 Gardez les bras tendus, puis penchez-vous en avant en expirant. Les bras sont dans l'alignement des épaules. Étirez lentement la colonne vertébrale.

5 Inspirez et mettez-vous à quatre pattes. Les jambes sont écartées de la largeur du bassin et les poignets dans l'alignement des épaules. Expirez, puis inspirez et pointez le coccyx vers le haut en projetant la poitrine en avant. Regardez droit devant vous.

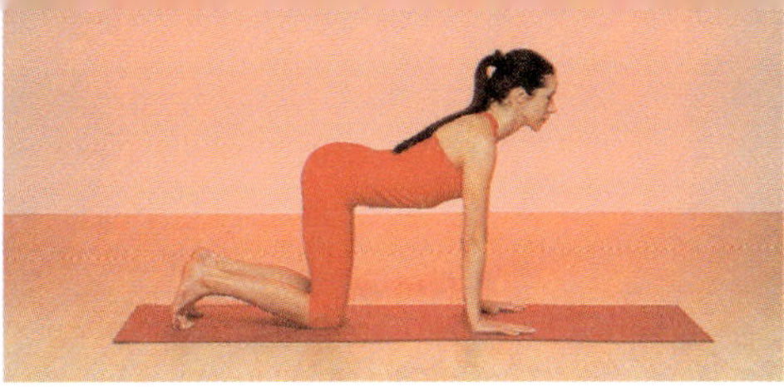

6 Expirez, puis inspirez en repliant les orteils. Les creux des coudes se font face, les mains sont parallèles et les doigts pointent vers l'avant. Regardez fixement devant vous.

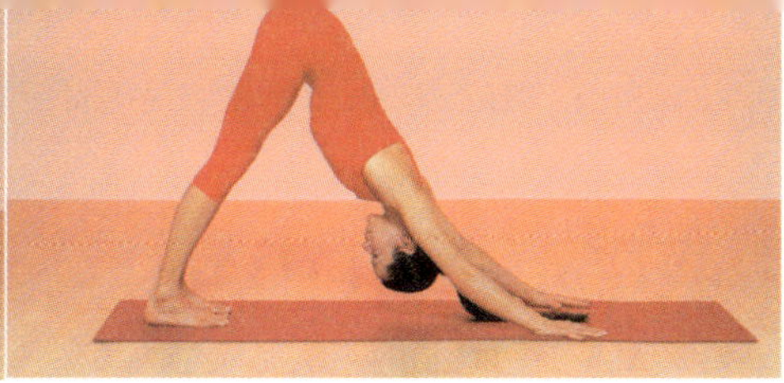

7 Expirez et décollez les genoux du sol en pointant les ischions vers le haut pour prendre la posture du chien tête en bas (p. 66). Maintenez la position pendant trois respirations naturelles.

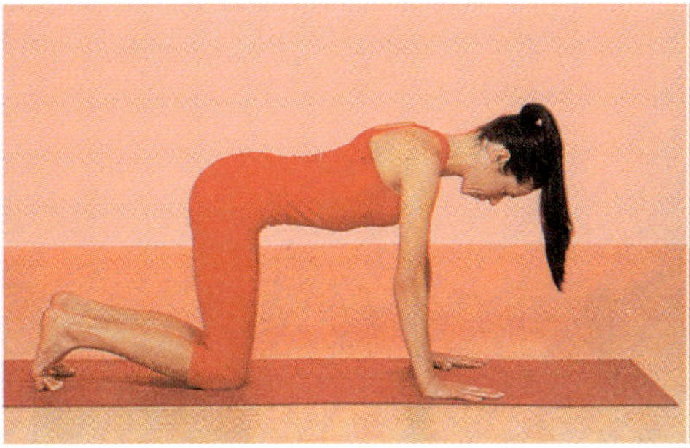

8 Expirez et remettez-vous à quatre pattes. Tendez les bras et dégagez les épaules. Regardez par terre. Inspirez et tendez la pointe des pieds.

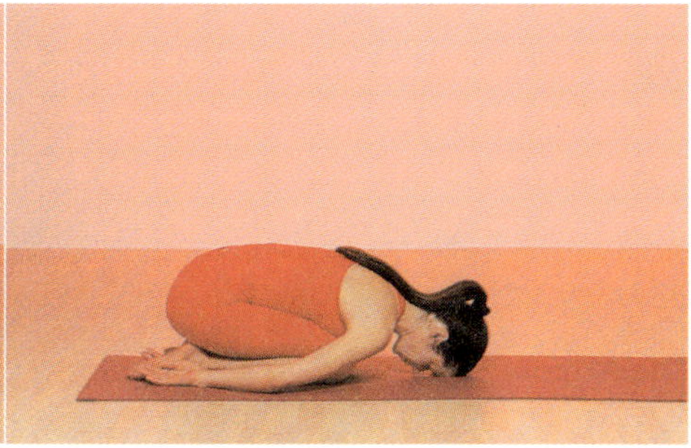

9 Expirez et, sans bouger les mains, tirez le bassin vers l'arrière pour vous asseoir sur les talons. Étirez la colonne vertébrale et relâchez les muscles des avant-bras.

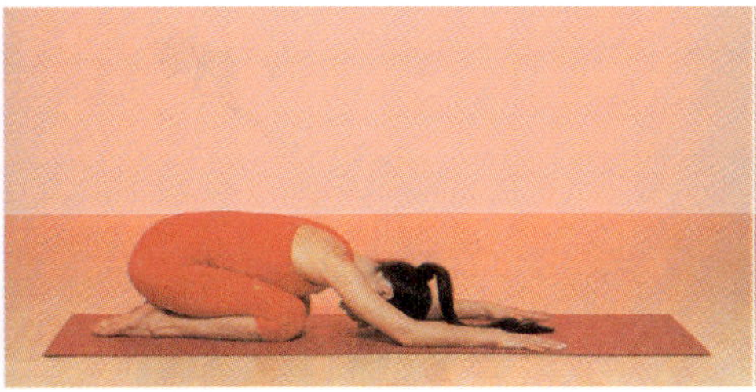

10 Inspirez et revenez en position initiale. Le dos est droit. Mettez les bras derrière vous et prenez votre poignet droit dans la main gauche. Grandissez-vous en bombant le torse.

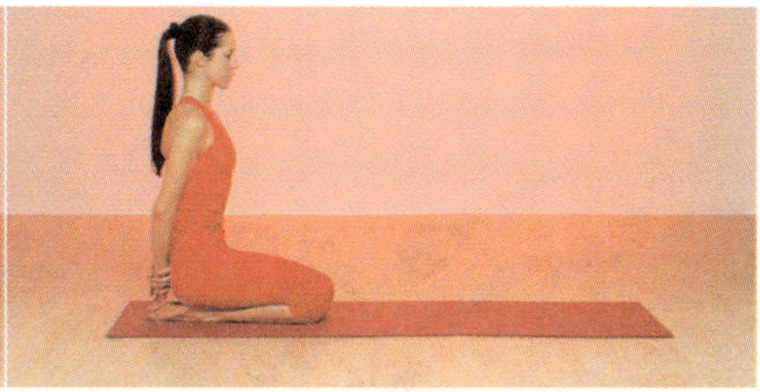

11 Expirez et penchez-vous en avant pour poser le front sur le sol. Les bras sont le long du corps et les paumes tournées vers le haut. Respirez calmement. Maintenez la position une ou deux minutes, puis repassez en position assise.

# Le triangle

Cette posture développe la stabilité dans le bas du corps et favorise l'ouverture des hanches. Concentrez-vous sur la respiration et canalisez l'énergie qui se propage dans tout le corps.

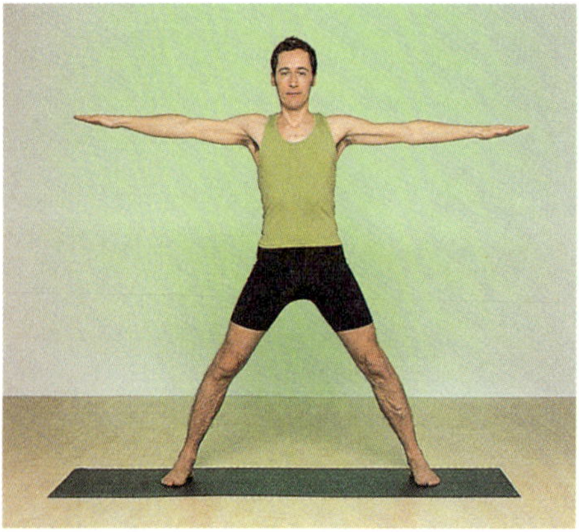

1 Vous êtes debout, pieds écartés de 1 m environ, mains jointes sur la poitrine. Inspirez et tendez les bras à l'horizontale sur les côtés. Les épaules sont décontractées. Étirez les bras et les doigts au maximum.

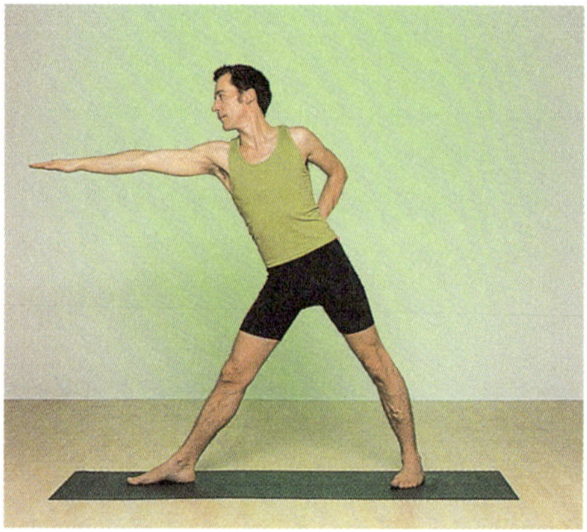

2 Tournez légèrement le talon gauche vers l'extérieur et pivotez la jambe droite à partir de la hanche pour que les orteils pointent sur le côté. Expirez, tendez le bras droit et posez la paume de la main gauche derrière les hanches. Inspirez et poussez sur le dos afin que l'épaule gauche fasse une rotation vers

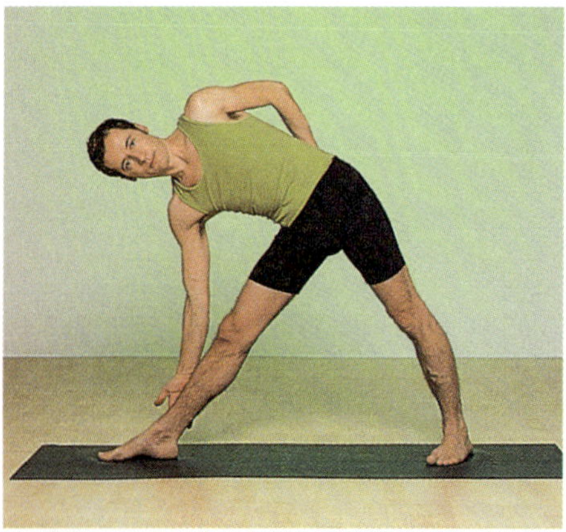

3 Expirez et inclinez-vous sur la droite. Posez la main droite sur la cheville droite. Regardez devant vous. Respirez en appuyant sur les bords externes des pieds. La colonne vertébrale est étirée et la cage thoracique ouverte.

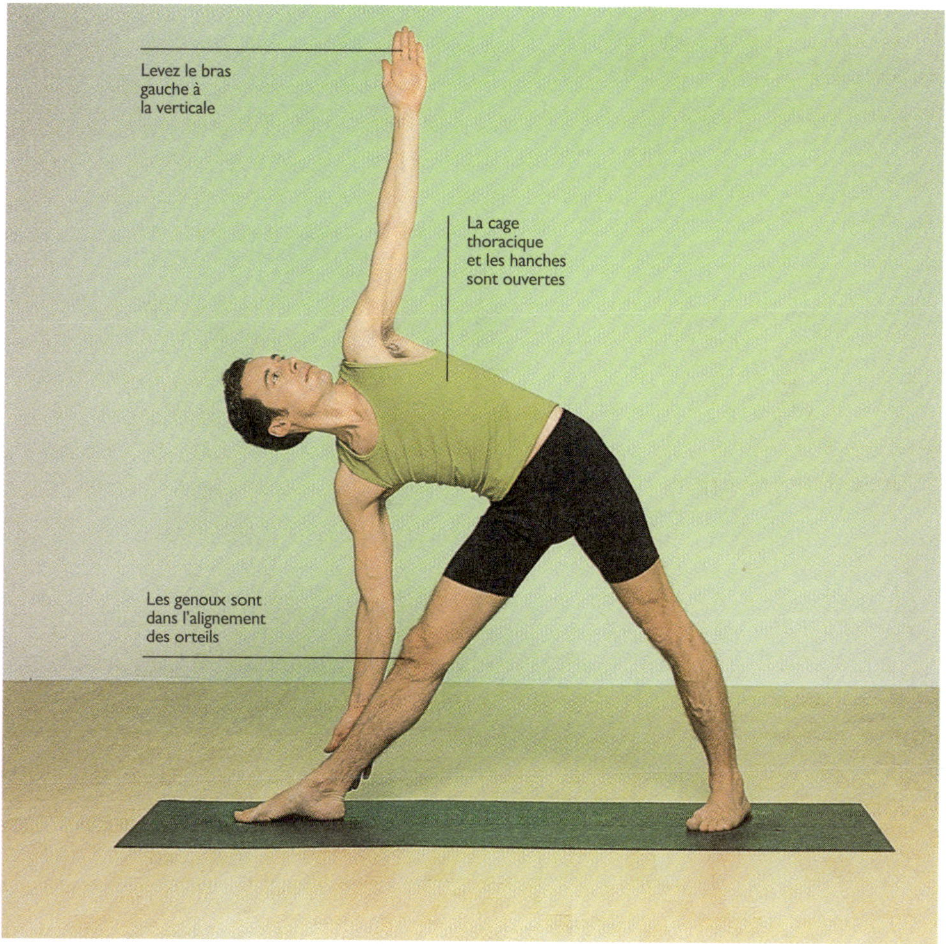
Levez le bras gauche à la verticale
La cage thoracique et les hanches sont ouvertes
Les genoux sont dans l'alignement des orteils

4 Lorsque vous aurez trouvé votre équilibre, levez le bras gauche à la verticale. Tournez la tête – en la gardant dans l'alignement de la colonne vertébrale – et regardez le bout de vos doigts. Maintenez la position pendant plusieurs respirations. Pour revenir en position initiale, appuyez sur le bord externe du pied gauche et redressez-vous en inspirant. Joignez les mains sur la poitrine et ramenez les pieds parallèles. Répétez l'exercice de l'autre côté.

ATTENTION !

- En cas de tension artérielle élevée ou de problèmes cardiaques, arrêtez-vous à l'étape 3.
- Si vous avez mal au dos, soyez vigilant.

# Le triangle en fente latérale

Cette posture assouplit et fortifie le haut du corps, et favorise l'ouverture des hanches et de la poitrine. L'arrière des jambes est tendu, le devant du bassin, le genou et le pied sont alignés.

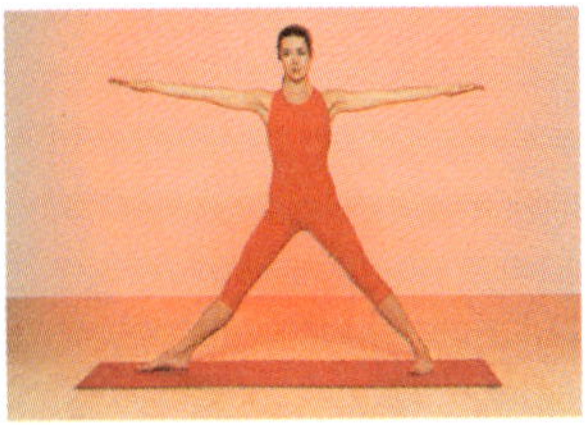

1 Vous êtes debout les pieds écartés de 1 m-1,50 m environ et les mains jointes sur la poitrine. Inspirez et levez les bras à l'horizontale sur les côtés à la hauteur des épaules. Les paumes sont tournées vers le sol. Tournez légèrement le talon gauche vers l'extérieur et ouvrez la jambe et le pied droits à 90°.

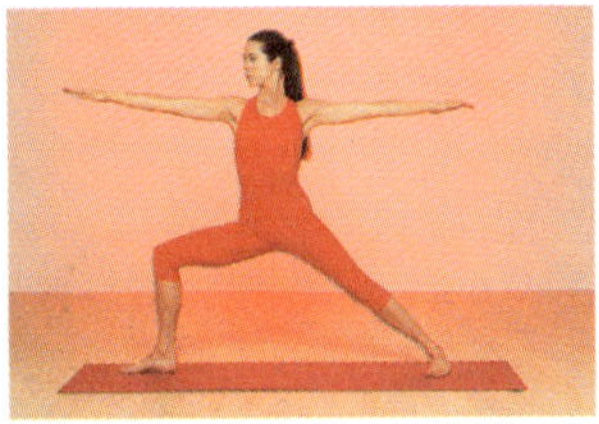

2 Inspirez profondément, puis expirez en fléchissant le genou droit pour l'amener au-dessus du talon. Pivotez le haut du buste afin de regarder votre main droite. Le coccyx pointe vers le bas. Maintenez la position pendant deux respirations naturelles.

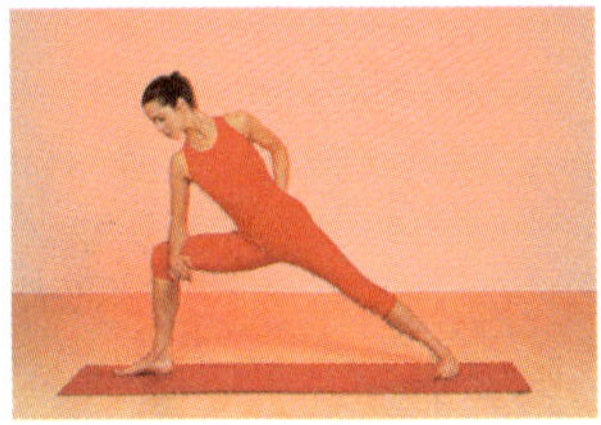

3 Expirez et inclinez-vous sur la droite en amenant l'avant-bras droit sur la cuisse droite. Posez la paume de la main gauche sur le coccyx. Ouvrez la poitrine et enfoncez les bords externes des pieds dans le sol. Regardez votre genou droit.

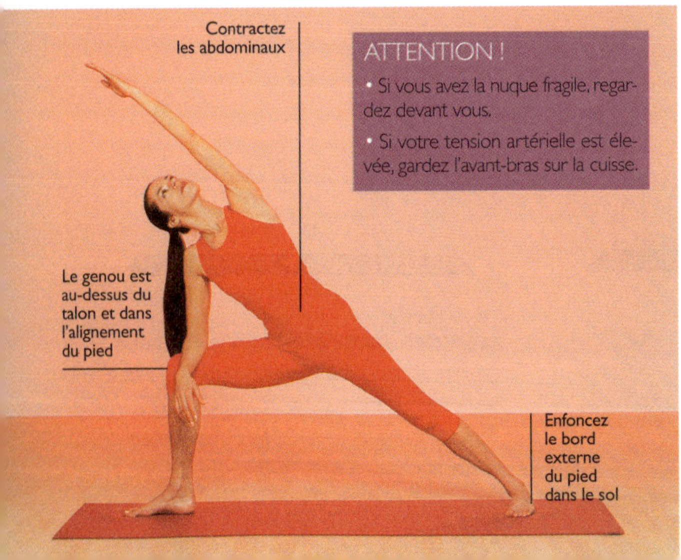
Contractez les abdominaux
Le genou est au-dessus du talon et dans l'alignement du pied
Enfoncez le bord externe du pied dans le sol

ATTENTION !

- Si vous avez la nuque fragile, regardez devant vous.
- Si votre tension artérielle est élevée, gardez l'avant-bras sur la cuisse.

4 Tendez le bras gauche au-dessus de la tête et étirez tout le côté gauche (des orteils jusqu'au bout des doigts). Regardez votre bras gauche. Si vous êtes suffisamment souple et si vous n'avez pas de problèmes de dos, posez la main droite sur le sol devant le pied droit. Inspirez, redressez-vous et répétez le mouvement de l'autre côté.

# L'arbre

Cette posture développe le sens de l'équilibre non seulement sur le plan physique, mais également sur le plan mental. La jambe sur laquelle repose le poids du corps est stable et le pied ancré dans le sol.

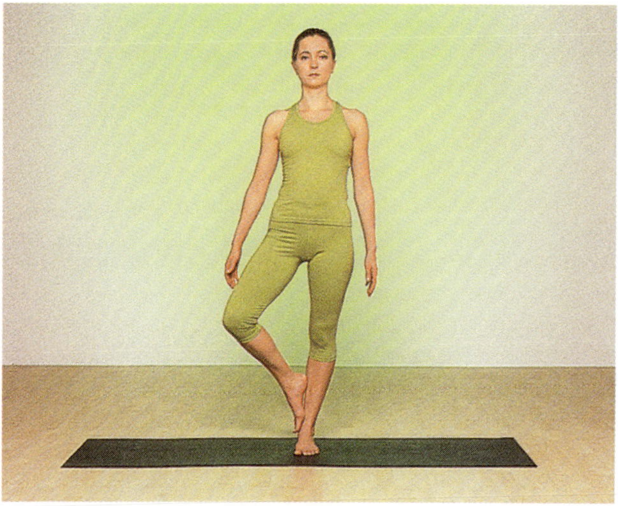

1 Vous êtes debout, pieds joints, bras le long du corps. Prenez appui sur la jambe gauche et glissez la plante du pied droit le long du mollet gauche. Enfoncez le pied gauche dans le sol.

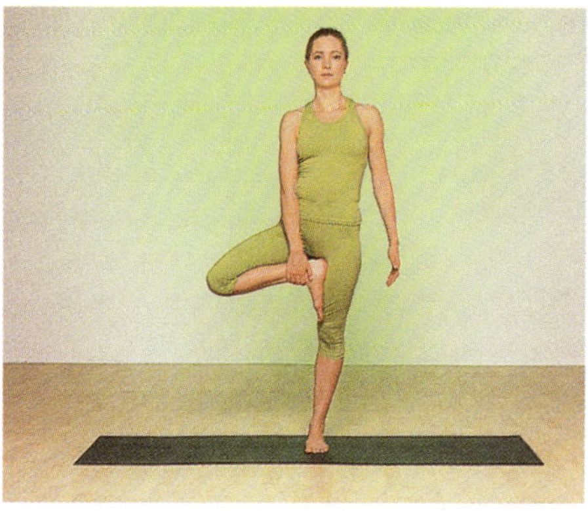

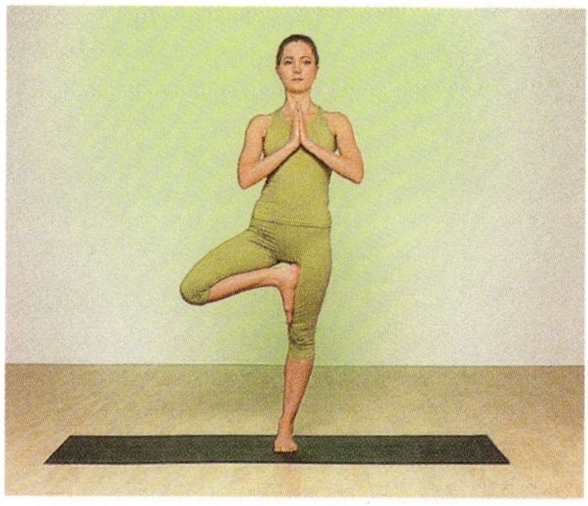

2 Remontez lentement le pied droit le long de la cuisse gauche. Ouvrez la jambe droite au maximum. Si vous perdez l'équilibre, ramenez le pied droit contre le mollet gauche comme à l'étape 1.

3 Joignez les mains sur la poitrine. La jambe gauche est parfaitement tendue. Regardez devant vous et respirez régulièrement. Tirez le coccyx vers le bas et remontez le sternum.

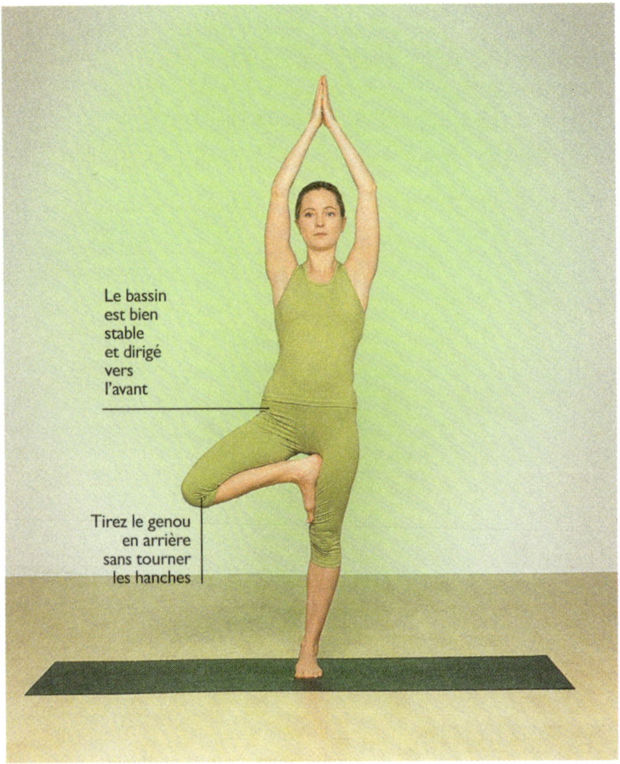
Le bassin est bien stable et dirigé vers l'avant
Tirez le genou en arrière sans tourner les hanches

4 Si vous êtes bien en équilibre, levez les bras au-dessus de la tête. Respirez calmement. Le corps est parfaitement aligné et vous ne ressentez aucune tension. Fixez un point devant vous. Expirez et ramenez les mains sur la poitrine.
Expirez à nouveau, glissez le pied droit le long de la jambe gauche pour le reposer au sol. Répétez l'exercice en changeant de jambe.

## variantes

Si vous avez du mal à garder l'équilibre, fixez le mur ou aidez-vous d'une chaise. Si vous avez de l'arthrite dans les hanches ou les genoux ou si vous avez des problèmes de dos, posez la jambe fléchie sur une chaise ou appuyez la plante du pied sur le mollet de l'autre jambe (étape 1).

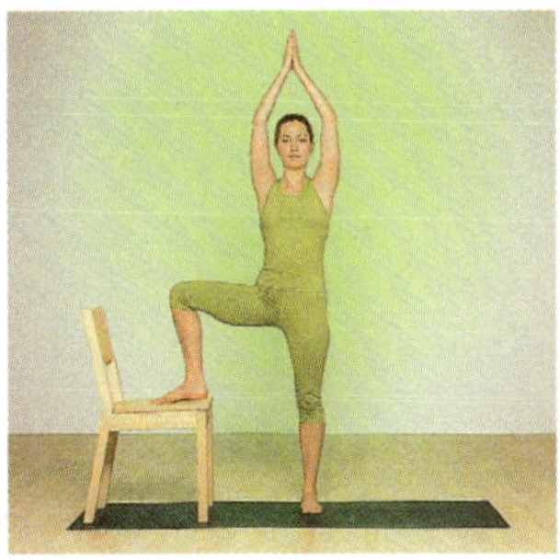

# L'étirement du coureur

Cette posture sollicite tout particulièrement les ischio-jambiers et les muscles du mollet de la jambe sur laquelle repose le poids du corps. Elle masse et tonifie les organes digestifs.

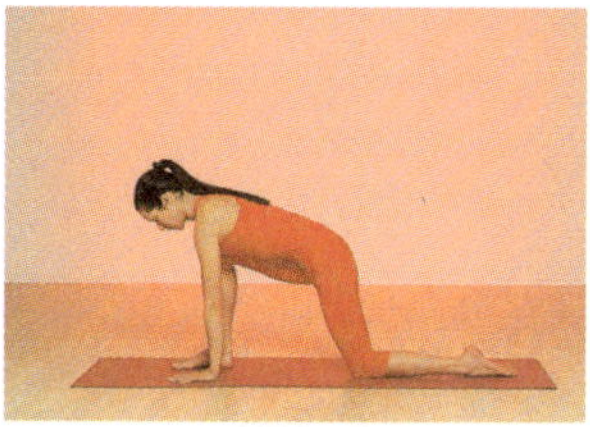

1 Vous êtes à quatre pattes, les mains écartées de la largeur des épaules. Les doigts sont écartés et pointent vers l'avant. Avancez la jambe droite et posez le pied entre les mains. Le genou est au-dessus du talon. Regardez par terre.

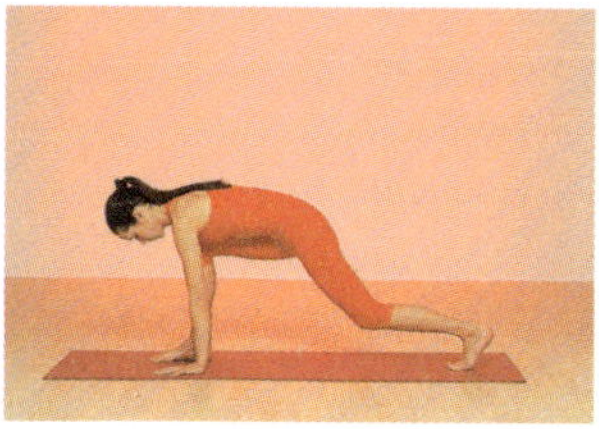

2 Étirez le haut du corps vers l'avant au-dessus de la cuisse droite. Repliez les orteils du pied gauche et en inspirant, décollez le genou gauche du sol. Les paumes sont toujours à plat sur le sol.

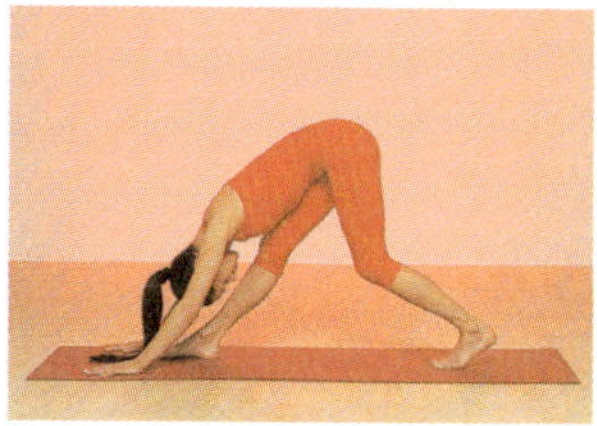

3 Expirez et tirez les ischions vers le haut et l'arrière afin d'étirer au maximum l'arrière de la jambe droite. Le genou gauche reste fléchi.

4 Étirez le haut du corps. Le dos est décontracté. Tendez la jambe droite, puis tendez la jambe gauche. Répétez le mouvement en changeant de côté.

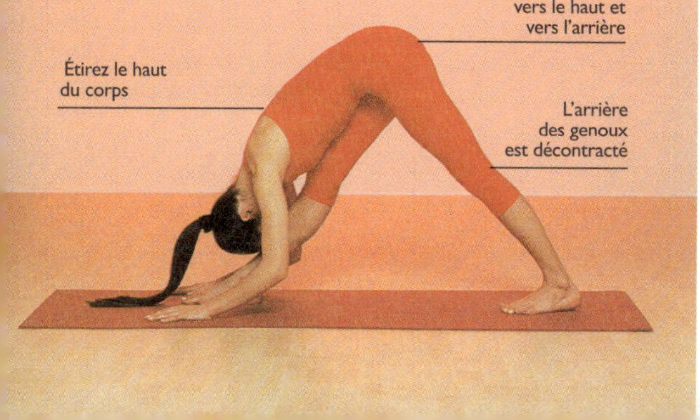


## variante

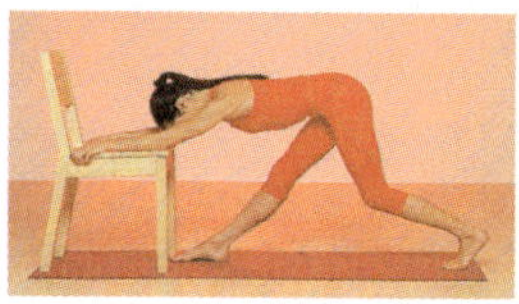

Si l'étirement est trop intense, si votre tension artérielle est élevée ou si vous avez des problèmes de dos, une maladie cardiaque, un glaucome ou un décollement de rétine, prenez appui sur une chaise pour réaliser la flexion avant.

# La demi-lune

Pour réaliser cette posture, les muscles des jambes et ceux de la région lombaire doivent être robustes et les hanches souples. Pour trouver votre équilibre, appuyez-vous sur une cale en bois et contre un mur.

1 Vous êtes debout le dos au mur. Le pied gauche est légèrement tourné vers l'intérieur. Le pied droit est parallèle au mur. La cale en bois est à quelques centimètres de votre pied droit.

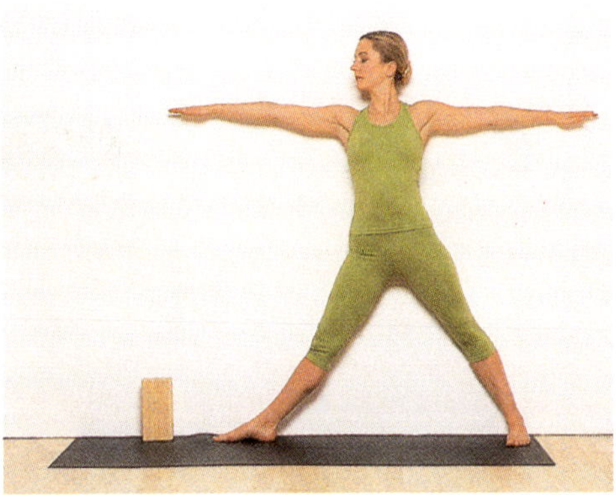

2 Inspirez et fléchissez le genou droit. Décollez le talon gauche du sol. Posez la main droite sur la cale et la main gauche sur le devant de votre hanche gauche.

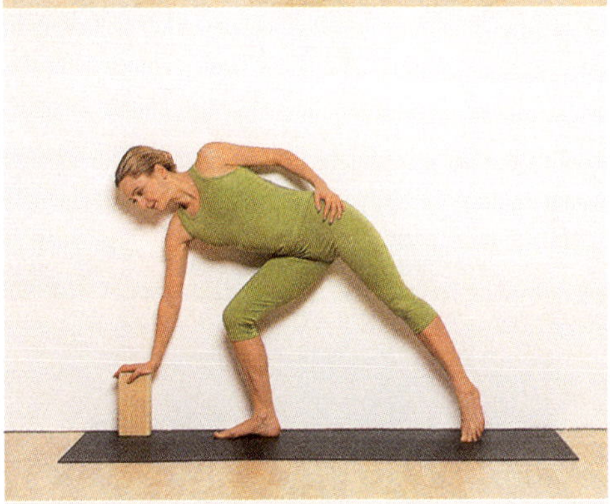

3 Tendez la jambe droite et levez la jambe gauche parallèlement au sol. Inspirez et ancrez le pied droit dans le sol. Ouvrez la poitrine et tirez la hanche gauche vers le haut et vers l'arrière. Relâchez les abdominaux.

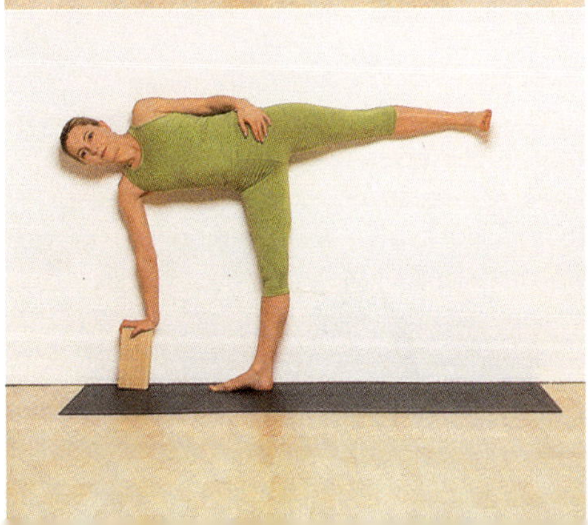

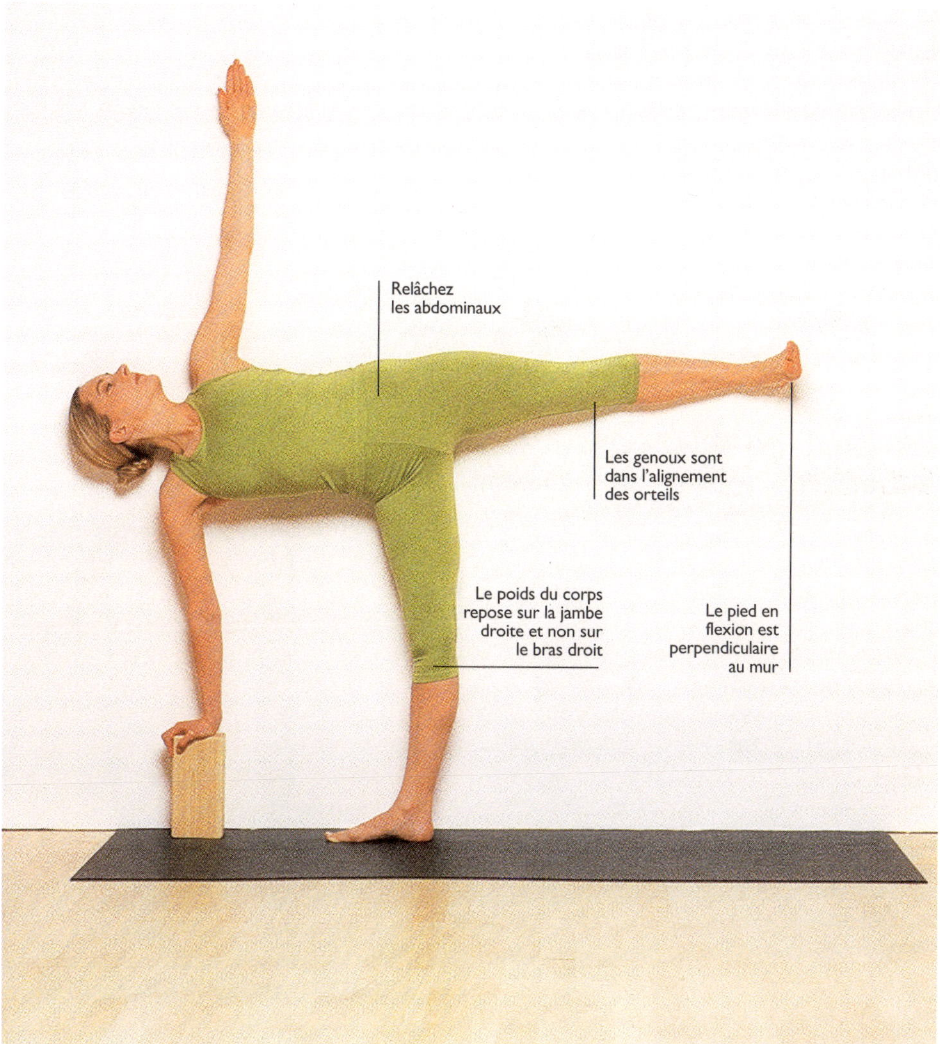
Relâchez
les abdominaux
Les genoux sont
dans l'alignement
des orteils
Le poids du corps
repose sur la jambe
droite et non sur
le bras droit
Le pied en
flexion est
perpendiculaire
au mur

4 Levez le bras gauche à la verticale. Tournez la tête et fixez le bout des doigts de la main gauche. Maintenez la position pendant plusieurs respirations. Inspirez et redressez-vous en fléchissant le genou droit et en baissant la jambe gauche. Répétez l'exercice en changeant de jambe.

## ATTENTION !

- Si vous avez des problèmes de dos, ne pratiquez pas cet exercice.
- Si vous avez la nuque fragile, ne regardez pas devant vous pendant l'étape 4.

# Le corbeau

Cette posture demande une grande concentration. Imaginez que vous êtes aussi léger qu'un oiseau et faites reposer les poids du corps sur les bras et les poignets.

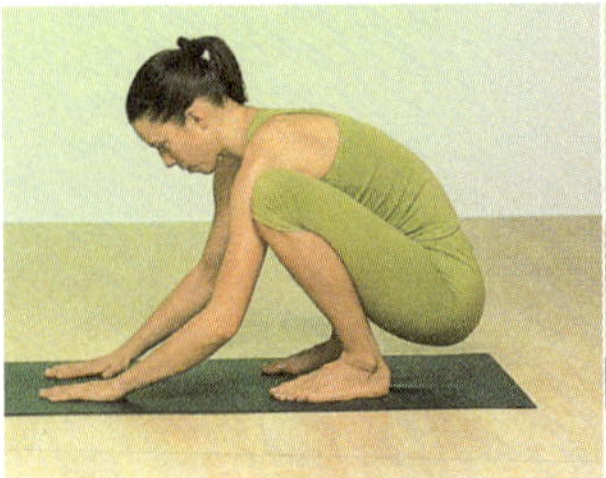

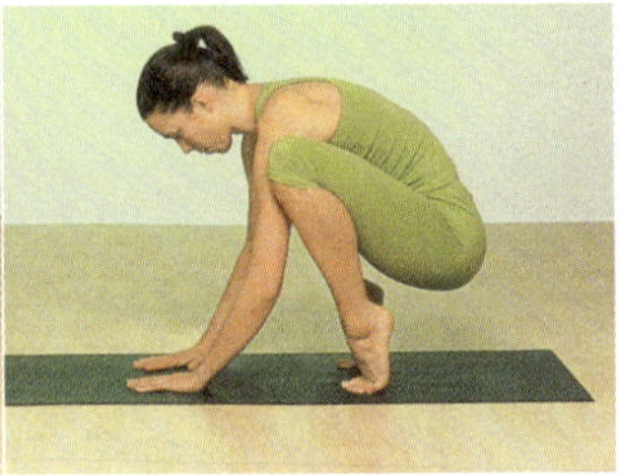

1 En partant del'accroupissement complet (p. 44) ou de la position à quatre pattes, installez-vous afin d'avoir les genoux et les pieds écartés de la largeur des épaules. Amenez les épaules à l'intérieur des genoux et posez les mains devant vous à plat sur le sol en écartant légèrement les doigts. Les coudes sont fléchis et tournés vers l'extérieur.

2 Fixez un point au sol et respirez profondément. Expirez, décollez les orteils et portez progressivement le poids du corps vers l'avant. Recommencez jusqu'à ce que vous ayez trouvé le point d'équilibre.

ATTENTION !

- Si vous avez des problèmes de dos, ne pratiquez pas cet exercice.
- Si votre tension artérielle est élevée ou si vous avez des problèmes cardiaques, maintenez la position finale quelques secondes seulement.
- Si vous avez de l'arthrite dans les poignets, arrêtez-vous à l'étape 2.

3 Lorsque vous aurez trouvé l'équilibre, décollez les pieds du sol (l'un après l'autre si nécessaire). Enfoncez les mains dans le sol. Maintenez la position pendant plusieurs respirations. Expirez et revenez en position initiale.

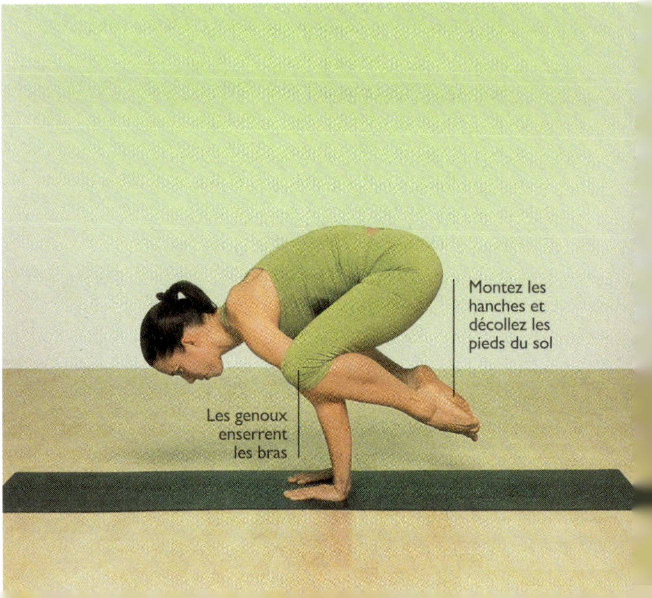
Montez les hanches et décollez les pieds du sol
Les genoux enserrent les bras

# Le chat

On dit souvent que l'on a l'âge de sa colonne vertébrale. La posture du chat tonifie et assouplit le dos. Concentrez-vous afin que le mouvement parte du coccyx et remonte jusqu'à la nuque.

1

Vous êtes à quatre pattes, les genoux dans l'alignement des hanches. Les épaules, les coudes et les poignets sont alignés, les doigts écartés. Tendez les bras et dégagez les épaules de la tête. Il ne doit y avoir aucune tension au niveau du dos. Le bas du dos et le sommet de la tête sont alignés. Respirez calmement.

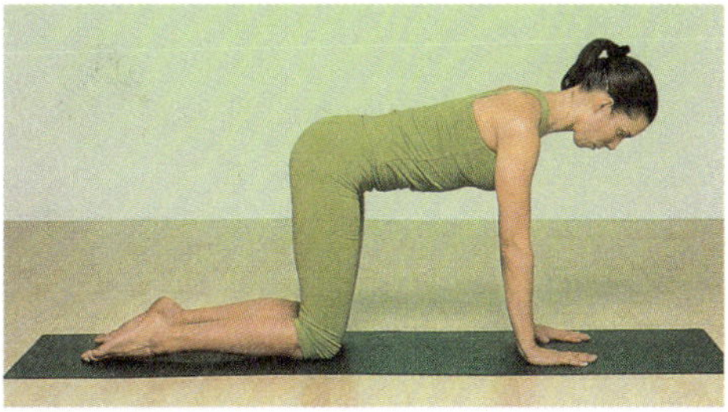

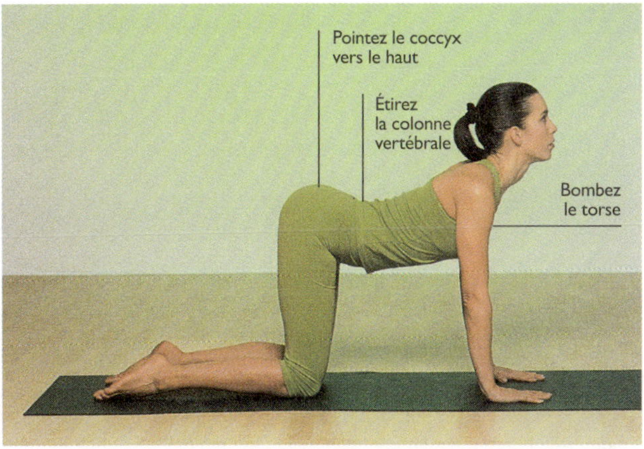
Pointez le coccyx vers le haut
Étirez la colonne vertébrale
Bombez le torse

2

Inspirez profondément, pointez le coccyx vers le haut, bombez le torse et levez la tête. La colonne vertébrale se creuse. Regardez devant vous. Maintenez la position quelques instants.

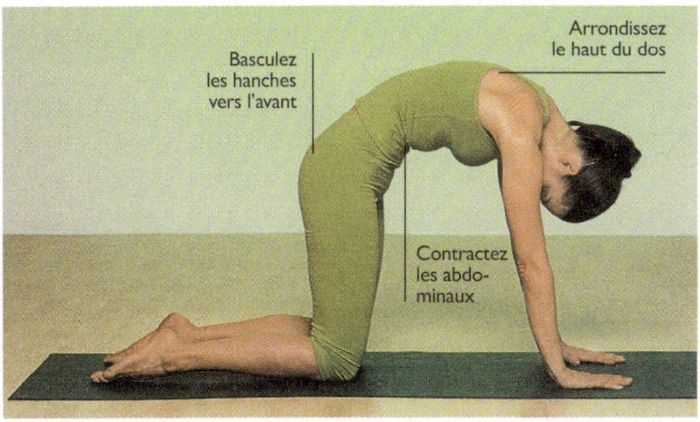
Basculez les hanches vers l'avant
Arrondissez le haut du dos
Contractez les abdo-minaux

3

Expirez lentement en basculant les hanches vers l'avant et en contractant les abdominaux. Arrondissez le bas du dos, puis petit à petit toute la colonne vertébrale et laissez tomber la tête en avant. Inspirez et revenez à l'étape 2. Répétez l'exercice dix fois.

# Le chat rotation des hanches

Cette posture favorise l'équilibre grâce aux mouvements de jambes, assouplit les hanches et tonifie les muscles. Pendant tout l'exercice, concentrez-vous sur la zone pelvienne.

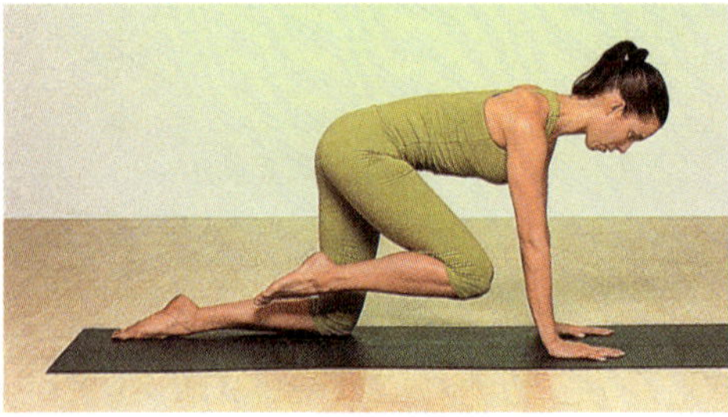

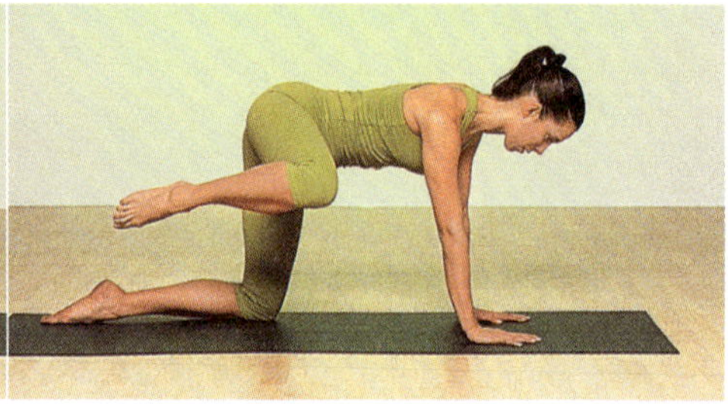

1 Vous êtes à quatre pattes dans la position de départ de la posture du chat (p. 81). Rentrez le ventre, inspirez et montez le genou droit vers la poitrine. Fixez le sol.

2 Sans cesser d'inspirer et sans relâcher les abdominaux, levez le genou sur le côté en gardant les hanches à la même hauteur et en fixant toujours le sol.

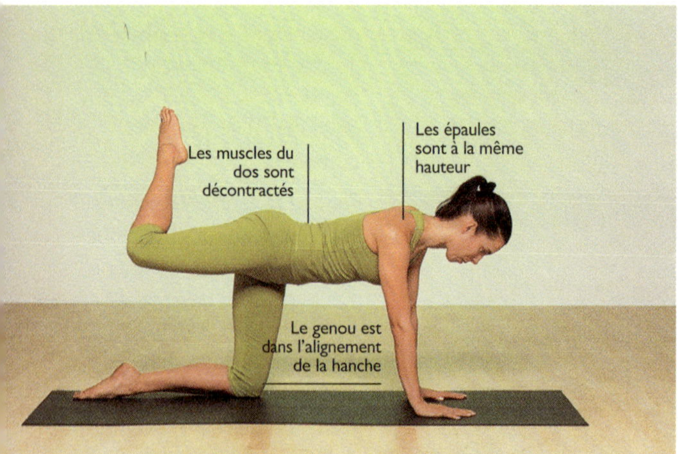
Les muscles du dos sont décontractés
Les épaules sont à la même hauteur
Le genou est dans l'alignement de la hanche

3 Expirez et levez la jambe droite vers l'arrière en gardant le genou fléchi à la même hauteur que les hanches et le pied tendu.

**ATTENTION !**
Pendant tout le mouvement, vous ne devez ressentir aucune tension dans la hanche. Soyez vigilant si vous avez de l'arthrite.

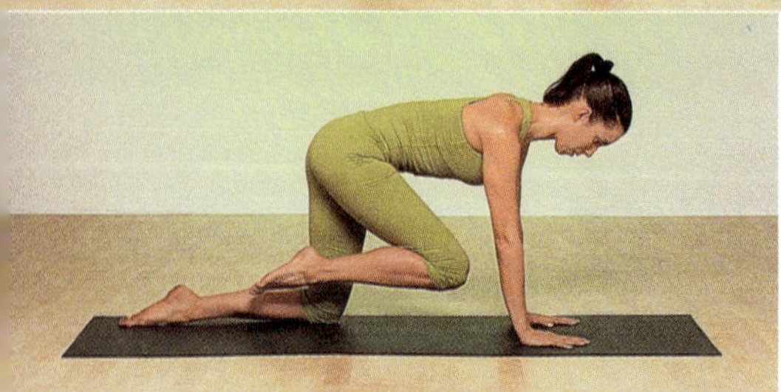

4 Inspirez à nouveau et ramenez le genou vers la poitrine afin de terminer le cercle. Répétez l'exercice plusieurs fois sans faire de mouvements saccadés et en essayant de ne bouger ni les épaules ni la jambe gauche. Faites le mouvement en changeant de jambe.

# Le chat en équilibre

Cet étirement du corps développe la stabilité au niveau des articulations des hanches et des épaules. Le dos doit rester parfaitement stable.

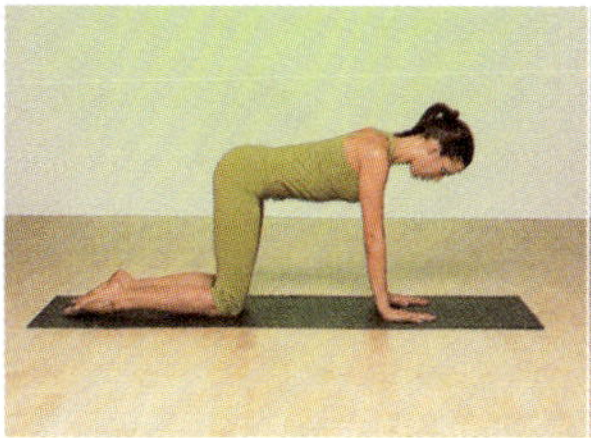
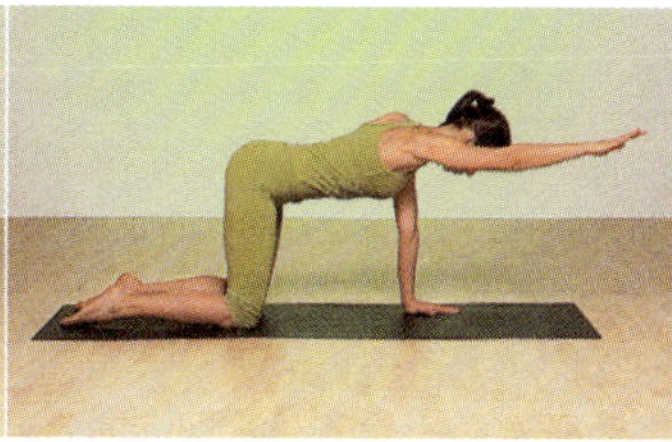
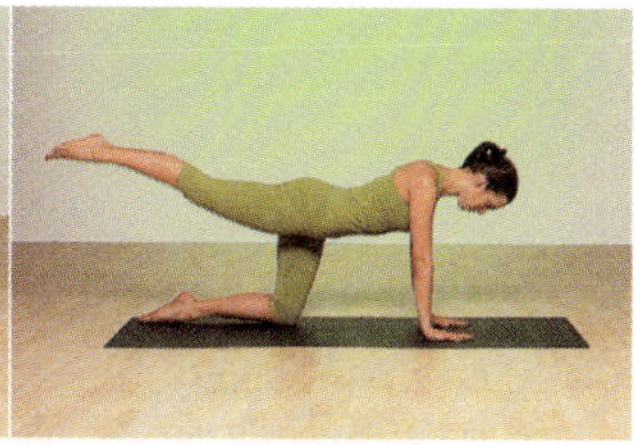

1 Vous êtes à quatre pattes, genoux au-dessous des hanches. Les épaules, les coudes et les poignets sont alignés, les doigts écartés, les bras sont tendus et les épaules dégagées. Le dos est souple. Les hanches et le sommet de la tête sont alignés. Respirez calmement.

2 Inspirez et rentrez le ventre. Levez le bras droit et tendez-le en avant à hauteur de l'épaule. Les deux épaules sont à la même hauteur. Maintenez la position un instant puis expirez en baissant le bras. Répétez le mouvement avec le bras gauche. Faites l'exercice plusieurs fois de suite en changeant de bras.

3 Inspirez, rentrez le ventre et tendez la jambe droite en arrière. Le pied est tendu, les hanches sont à la même hauteur. Maintenez la position, puis expirez en baissant la jambe. Répétez le mouvement avec la jambe gauche. Faites l'exercice plusieurs fois en changeant de jambe. Respirez calmement.

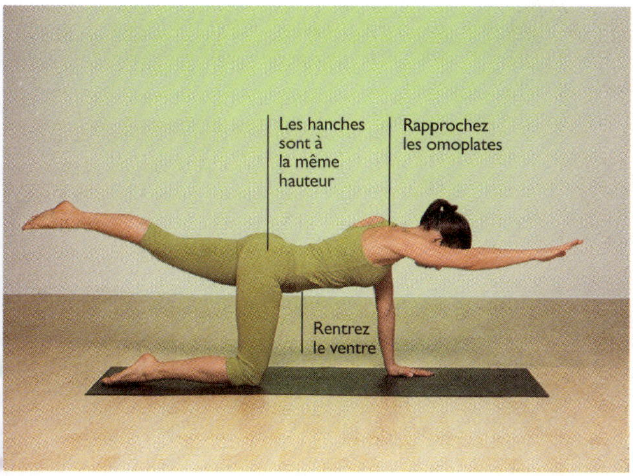
Les hanches sont à la même hauteur
Rapprochez les omoplates
Rentrez le ventre

4 Rentrez le ventre, inspirez et levez le bras droit et la jambe gauche. Maintenez la position, puis expirez en baissant le bras et la jambe. Puis faites l'exercice en levant le bras gauche et la jambe droite. Relâchez-vous dans la posture de l'enfant (p. 96). Respirez calmement.

# Le lièvre

À l'instar de la posture de l'enfant (p. 96), la posture du lièvre est reconstituante. Elle étire la colonne vertébrale et assouplit les épaules. Essayez d'étirer au maximum la colonne vertébrale et de détendre les épaules.

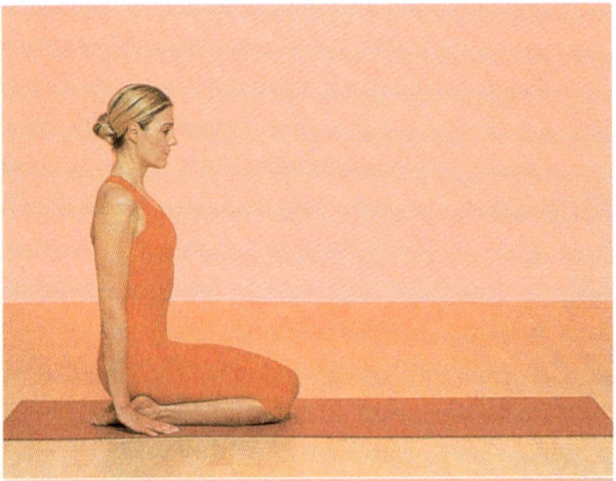

1 Vous êtes assis sur les talons, le dos droit, les mains posées à plat sur le tapis de chaque côté du corps. Les doigts pointent vers l'avant. Grandissez-vous et regardez fixement devant vous.

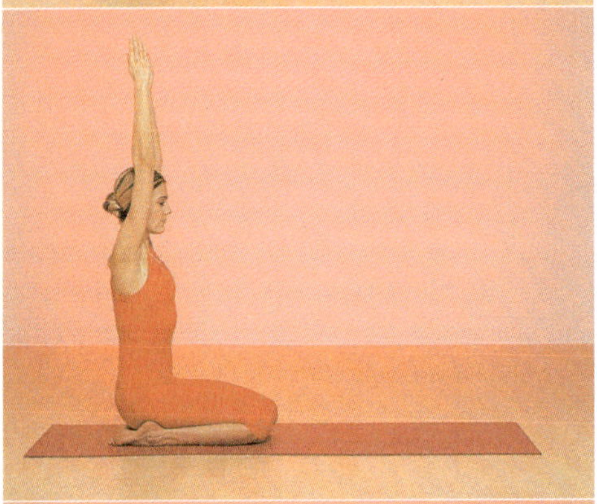

2 Inspirez et levez les bras à l'horizontale sur le côté, puis au-dessus de la tête. Expirez et baissez-les, puis inspirez et levez-les à nouveau.

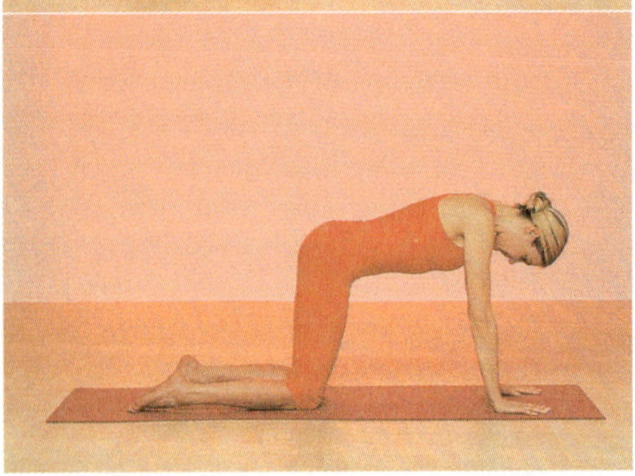

3 Expirez et baissez les bras pour vous mettre à quatre pattes. Les bras sont écartés de la largeur des épaules et les genoux dans l'alignement des hanches.

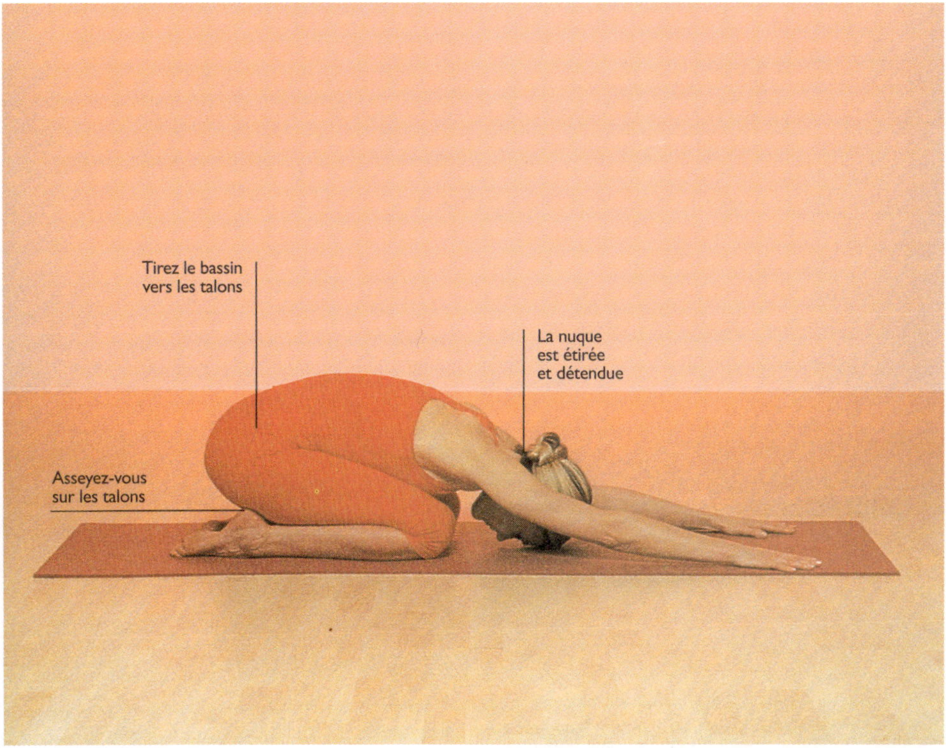
Tirez le bassin
vers les talons
La nuque
est étirée
et détendue
Asseyez-vous
sur les talons

4 Expirez et, sans bouger les mains, tirez le bassin vers l'arrière et asseyez-vous sur les talons. Avancez les mains afin que le dos et les épaules soient étirés au maximum. Respirez doucement et profondément. Relâchez les bras, inspirez et revenez à la position initiale.

**ATTENTION !**

Si vous avez des problèmes de dos, un glaucome ou un décollement de rétine, utilisez une chaise au moment de l'étirement en avant.

# L'arc

Dans cette posture, tout l'avant du corps est tendu comme la corde d'un arc. La posture de l'arc, particulièrement stimulante, vous aide à prendre conscience de votre respiration.

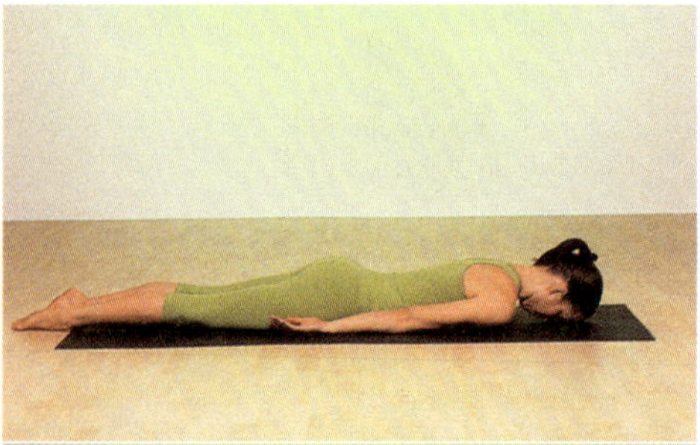

1 Vous êtes allongé sur le ventre, pieds joints et bras le long du corps. Les pieds sont tendus et les épaules décontractées. Respirez plusieurs fois.

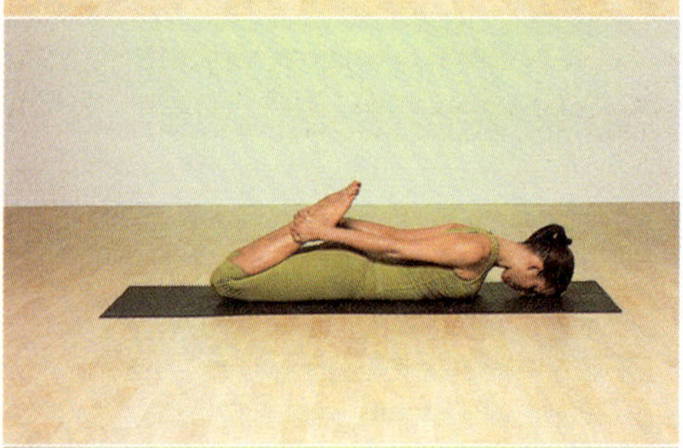

2 Pliez les jambes afin d'amener les talons sur les fesses. Attrapez la cheville droite, de la main droite, puis la cheville gauche de la main gauche (si vous n'y arrivez pas, enroulez une ceinture autour des chevilles).

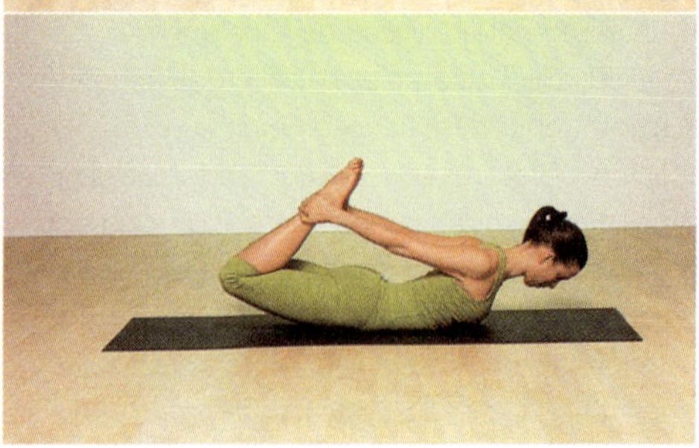

3 Gardez les bras tendus, inspirez et levez les genoux en poussant les pieds vers le plafond et en décollant la tête et les épaules du sol. Expirez et maintenez la position. Inspirez et levez les jambes un peu plus haut.

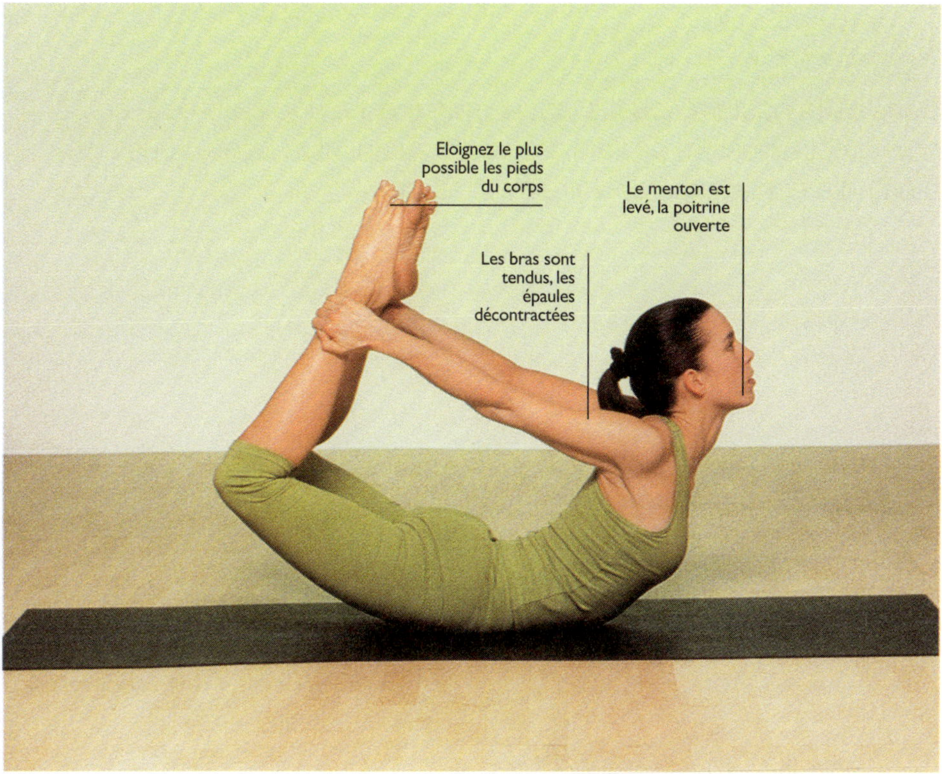
Eloignez le plus possible les pieds du corps
Le menton est levé, la poitrine ouverte
Les bras sont tendus, les épaules décontractées

4

Durant l'inspiration, les jambes et le haut du corps sont décollés du sol. Vous sentez un étirement au niveau de la colonne vertébrale. Le corps se balance doucement d'avant en arrière au rythme de la respiration. Si vous êtes très souple, seul l'abdomen doit toucher le sol. Maintenez la position pendant plusieurs respirations, expirez et revenez lentement en position initiale. Répétez l'exercice en essayant chaque fois de maintenir la position plus longtemps.

**ATTENTION !**

Si votre tension artérielle est élevée, si vous avez une maladie de cœur, une hernie ou des problèmes dorsaux, arrêtez-vous à l'étape 3 et ne maintenez pas la posture. Cessez dès que vous ressentez une douleur.

# Le chameau

Cette flexion arrière dynamique tonifie le haut du corps. Amenez le buste vers l'arrière en étirant la face antérieure du corps et pointez le coccyx vers le bas.

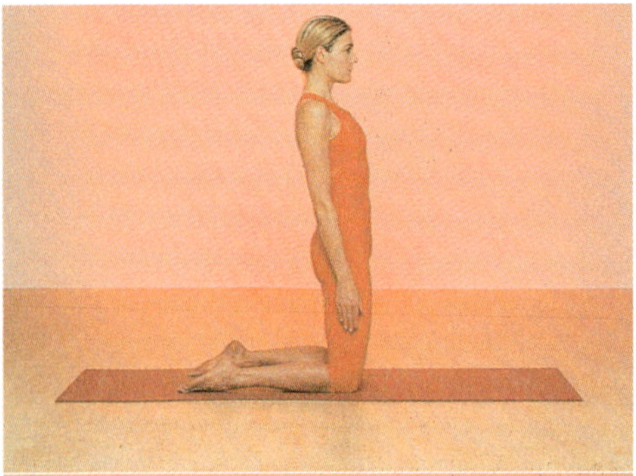

1 Vous êtes à genoux, le dos droit et les jambes écartées de la largeur du bassin. Les mains sont sur les cuisses, le coccyx pointe vers le bas et les abdominaux sont contractés. Ouvrez la poitrine.

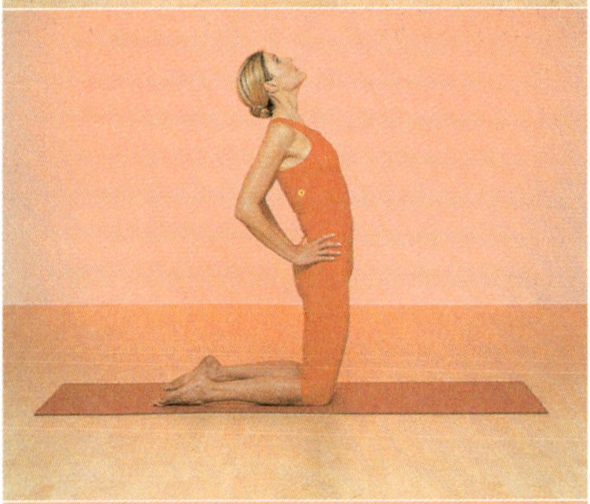

2 Posez les mains sur les hanches. Inspirez, bombez le torse et tirez les coudes vers l'arrière. Regardez en l'air. Expirez et maintenez la position en respirant calmement et régulièrement.

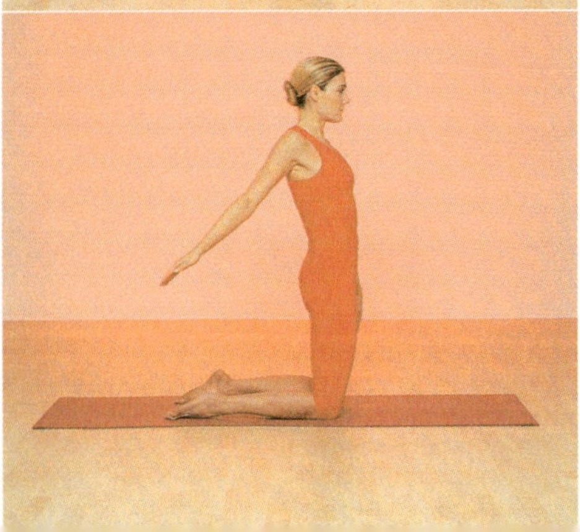

3 Inspirez, levez le bras droit au-dessus de la tête en dessinant un cercle de l'arrière vers l'avant. Expirez et redescendez-le en dessinant à nouveau un cercle. Répétez le mouvement avec le bras gauche.

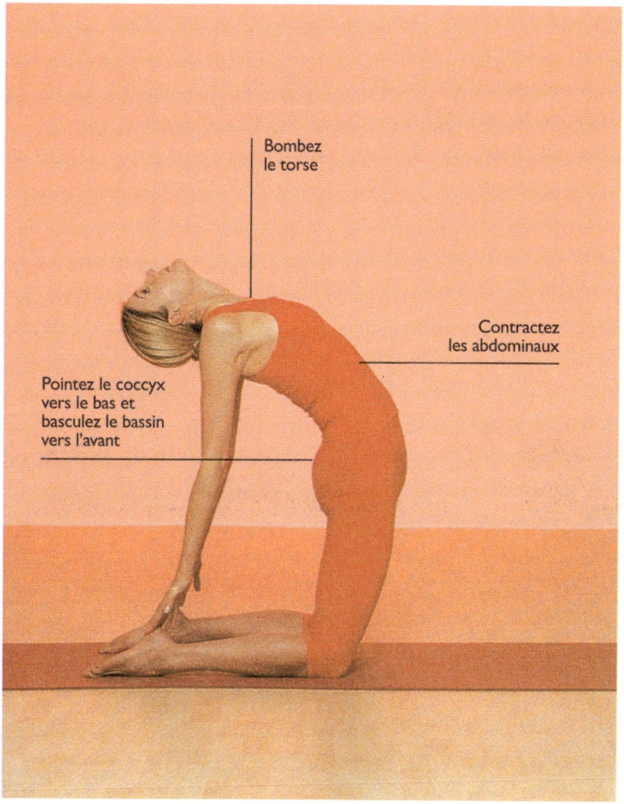
Bombez
le torse
Contractez
les abdominaux
Pointez le coccyx
vers le bas et
basculez le bassin
vers l'avant

4 En gardant les cuisses perpendiculaires au sol, étirez la face antérieure du corps et penchez-vous en arrière pour toucher les talons avec les deux mains. Maintenez la position pendant trois à cinq respirations naturelles.

## variante

Si vous n'êtes pas suffisamment souple pour poser les mains sur les talons, placez une chaise au-dessus de vos pieds. Inclinez le buste vers l'arrière jusqu'à ce que vous attrapiez les pieds de la chaise.

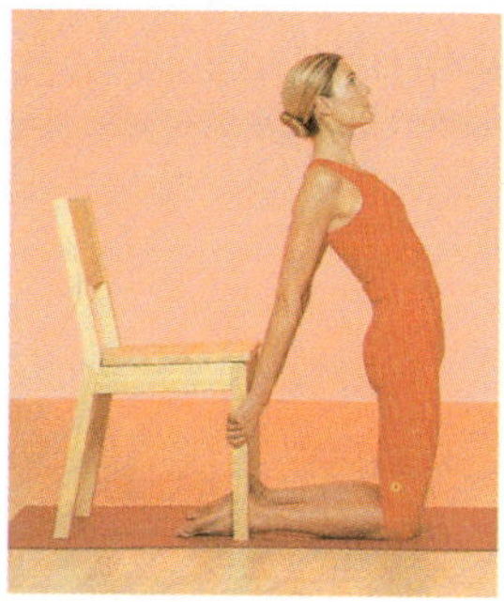

### ATTENTION !

Si vous avez des problèmes de dos, une hernie ou si vous venez de subir une intervention chirurgicale de l'abdomen, soyez particulièrement vigilant aux étapes 3 et 4.

# La sauterelle

Cette posture stimulante tonifie les muscles du dos et étire l'avant du corps. Tout au long de l'étape 4, respirez régulièrement. Lorsque vous décollez les jambes du sol, vous ne devez ressentir aucune tension.

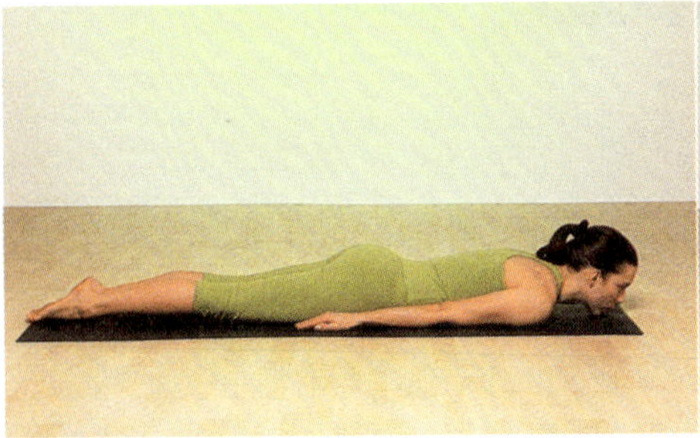

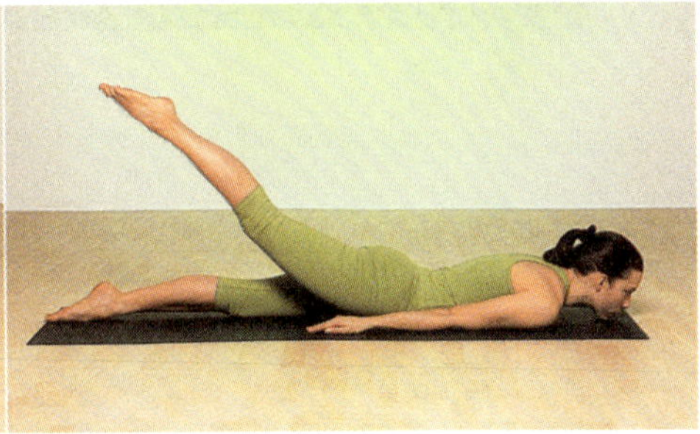

1 Vous êtes allongé sur le ventre, pieds joints, bras le long du corps, mains à plat et menton contre le sol. Respirez naturellement et concentrez-vous.

2 Inspirez, levez la jambe droite aussi haut que possible sans qu'il y ait la moindre tension. La hanche gauche reste plaquée au sol. Le haut du corps est décontracté. Maintenez la position pendant plusieurs respirations naturelles. Expirez et baissez la jambe. Changez de jambe. Répétez l'exercice.

**ATTENTION !**

Si votre tension artérielle est élevée, si vous avez une maladie de cœur ou des douleurs dans la région lombaire, arrêtez-vous à l'étape 2.

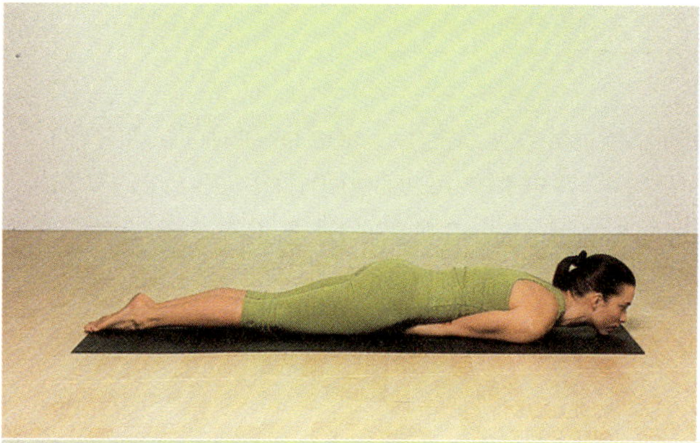

3 Si la position de la demi-sauterelle ne vous pose aucun problème, revenez en position initiale. Fermez les poings et glissez les mains sous l'aine.

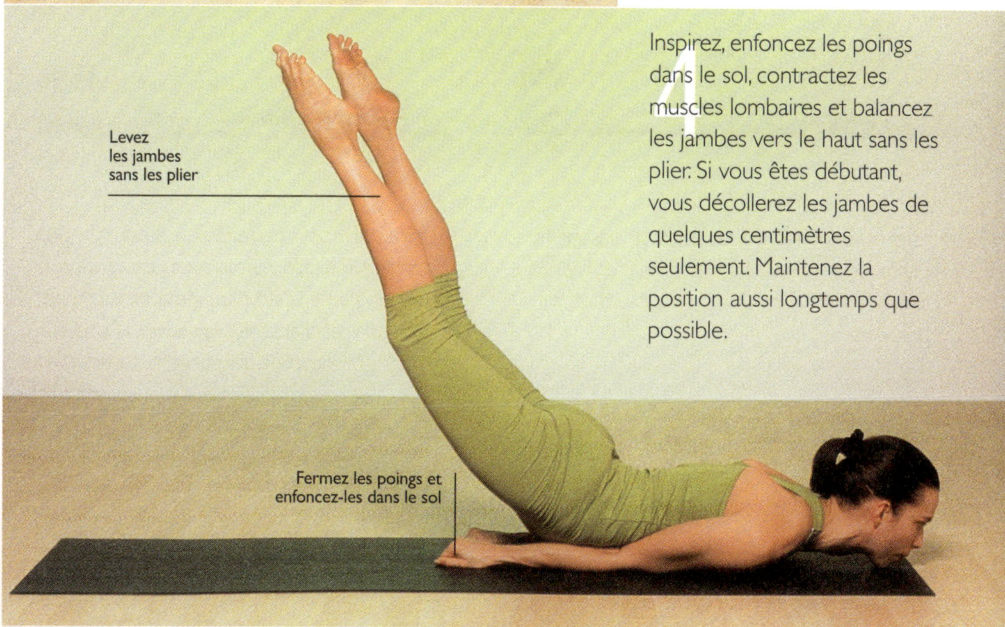
Levez
les jambes
sans les plier
Fermez les poings et
enfoncez-les dans le sol

4 Inspirez, enfoncez les poings dans le sol, contractez les muscles lombaires et balancez les jambes vers le haut sans les plier. Si vous êtes débutant, vous décollerez les jambes de quelques centimètres seulement. Maintenez la position aussi longtemps que possible.

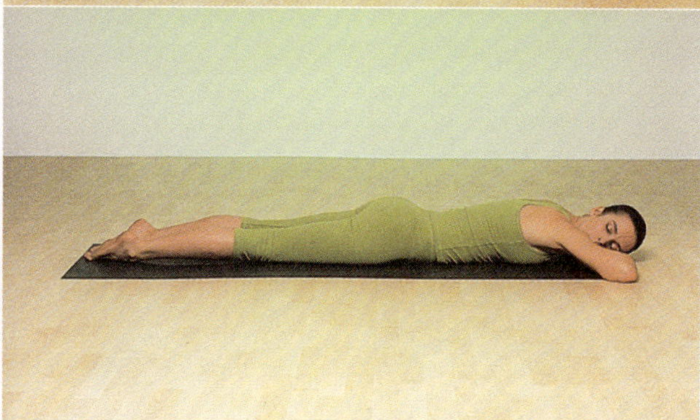

5 Expirez et baissez les jambes pour revenir en position initiale. Pliez les bras sous la tête et décontractez tous les muscles du corps. Répétez à nouveau l'exercice.

# La charrue

Cette posture relaxante procure les bienfaits de certaines postures inversées car elle étire le haut du dos et l'arrière des jambes. Si vous avez la nuque fragile, cet exercice est fortement déconseillé.

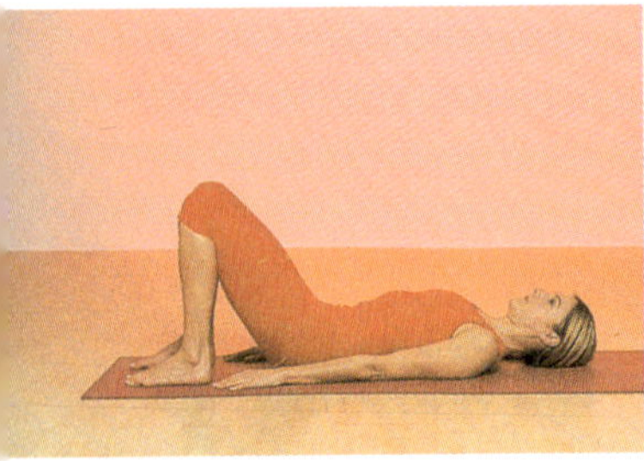

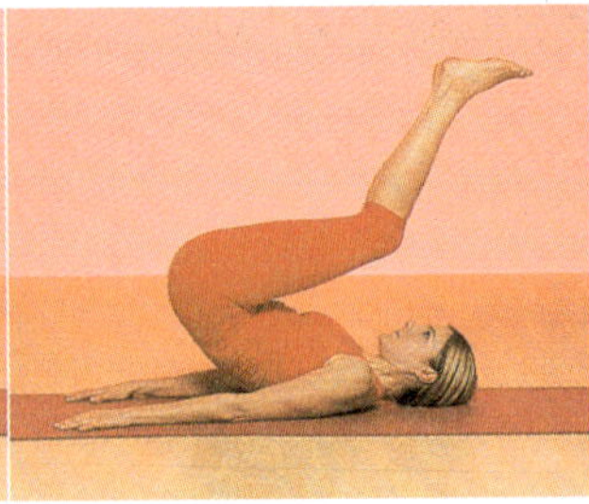

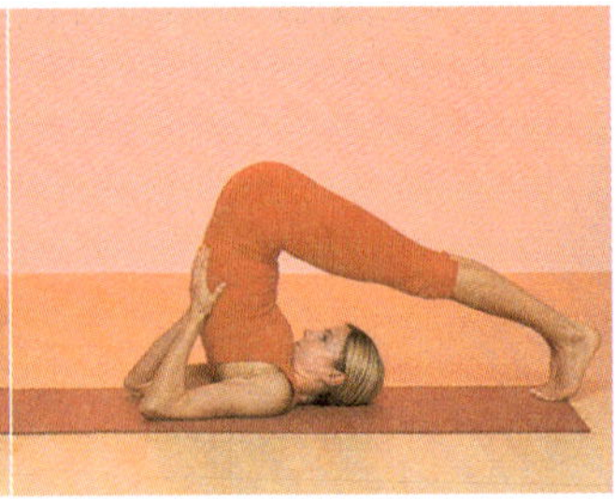

**1** Vous êtes allongé sur le dos, genoux fléchis, pieds écartés de la largeur du bassin, bras le long du corps et paumes à plat sur le sol. Respirez naturellement

**2** Inspirez, puis amenez les genoux sur la poitrine et basculez le bassin en enfonçant les mains et les avant-bras dans le sol.

**3** Soutenez le bas du dos avec les mains en gardant les bras collés au sol comme pour la chandelle (p. 60). Transférez le poids du corps sur le haut des épaules. Il ne doit y avoir aucune tension dans la nuque. Tendez les jambes vers l'arrière et posez les pieds sur le sol derrière la tête.

**4** Gardez le buste à la verticale, tendez les bras sur le sol et croisez les doigts. Si vous êtes novice, maintenez la position pendant quelques instants seulement. Respirez calmement. Fléchissez les genoux et en soutenant le dos avec les mains, enroulez votre corps comme pour la chandelle.

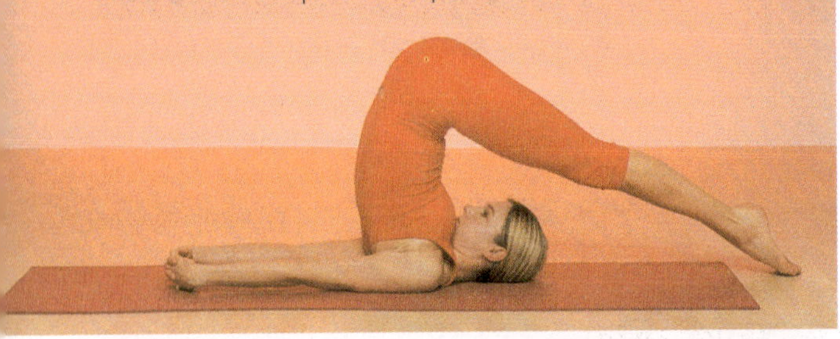

**ATTENTION !**

Si vous avez un problème de surpoids, une maladie cardiaque ou un décollement de rétine, si vous avez vos règles ou si votre tension artérielle est élevée, arrêtez-vous à l'étape 3. Détendez-vous et respirez calmement.

## variante

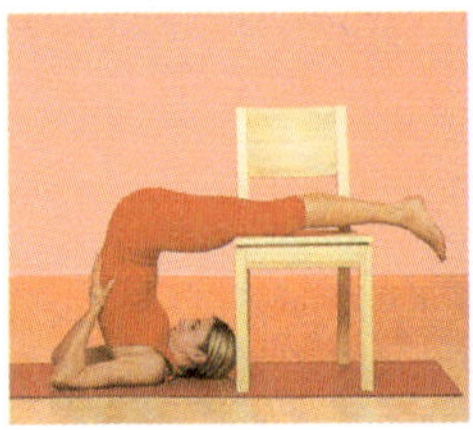

Si vous ne pouvez pas poser les pieds derrière la tête en gardant les jambes tendues, fléchissez les genoux ou posez les cuisses sur une chaise et soutenez le bas de votre dos avec les mains.

# Le poisson

Cette posture complète merveilleusement la posture de la chandelle (p. 60). La posture du poisson, en effet, étire la colonne vertébrale et la face antérieure du corps, ouvre la poitrine et tonifie les bras.

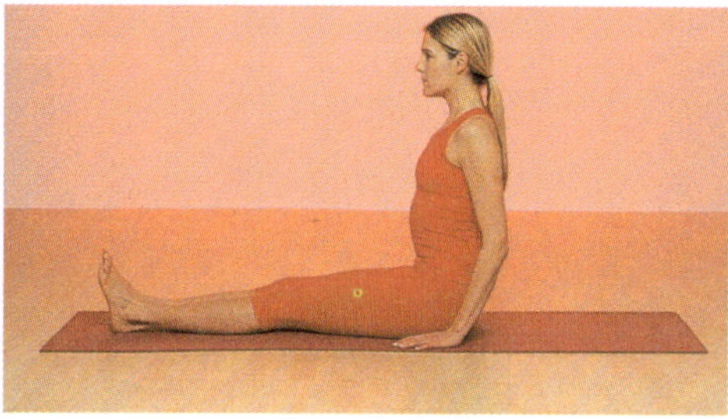

1 Vous êtes assis, le dos droit, les jambes tendues et les pieds joints. Les bras sont le long du corps, les paumes posées à plat sur le sol. Regardez fixement, devant vous. Poussez sur les mains et grandissez-vous le plus possible.

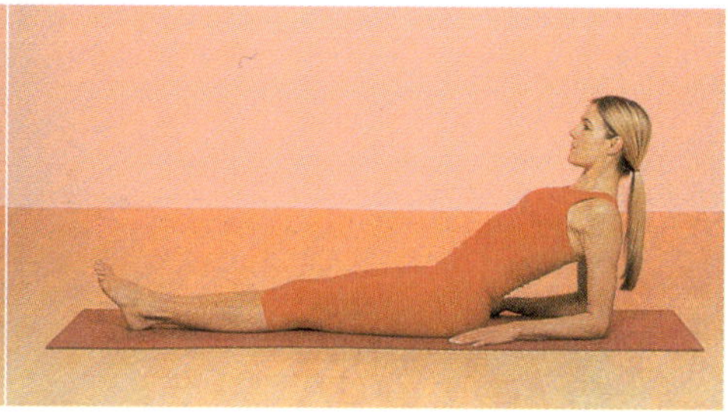

2 Penchez-vous en arrière et prenez appui sur les avant-bras. Les coudes sont sous les épaules. Les doigts pointent vers l'avant. Vous regardez toujours fixement devant vous.

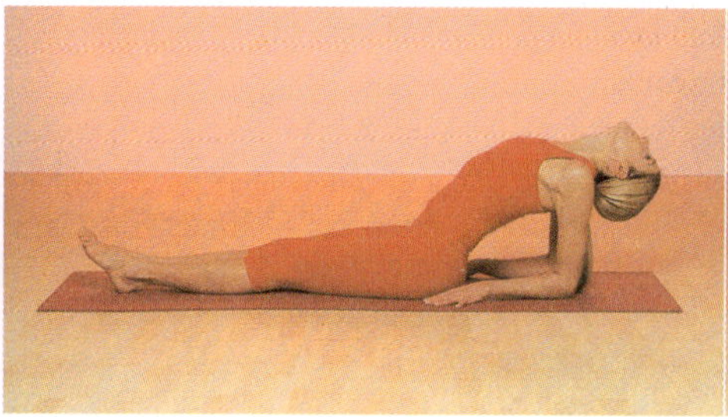

3 Tendez les orteils et plaquez les jambes au sol. Inspirez, enfoncez les avant-bras dans le sol et ouvrez la poitrine. Penchez doucement la tête en arrière afin de regarder le plafond. La poitrine est bombée et le bas du dos légèrement cambré. Inspirez profondément en privilégiant la respiration thoracique.

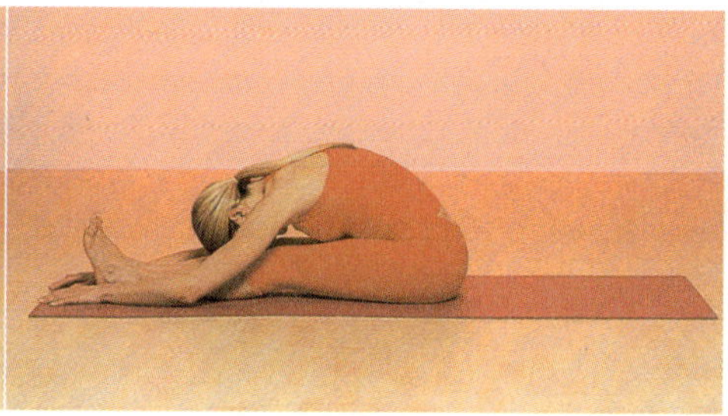

4 Pour revenir en position initiale, relevez la tête et appuyez sur les avant-bras et les mains pour passer en position assise. Faites une flexion avant pour amener le front sur les genoux. Si besoin est, fléchissez les genoux.

# Le papillon en position allongée

Cette posture relaxante élimine les tensions de l'abdomen et du bassin et soulage les douleurs menstruelles. Au cours de l'exercice, privilégiez la respiration abdominale (p. 17).

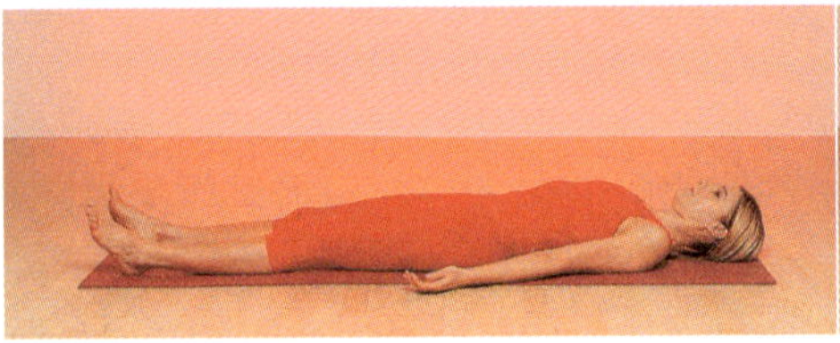

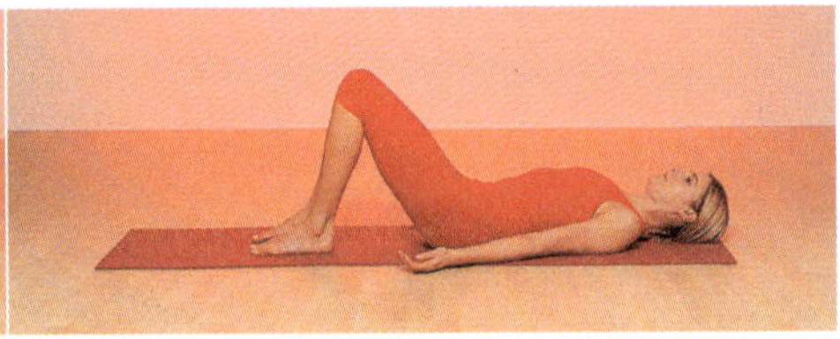

1 Vous êtes allongé sur le dos, jambes tendues, bras dégagés du corps et paumes tournées vers le haut. Étirez la nuque

2 Fléchissez les genoux et rapprochez les pieds des fesses. Projetez la poitrine vers le haut et amenez les épaules vers le sol en dégageant la tête.

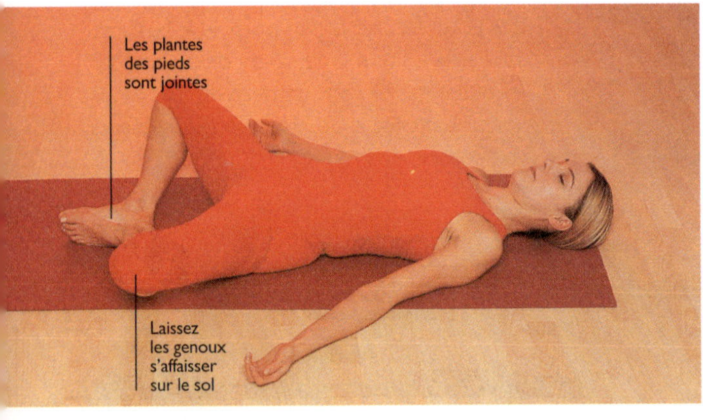


3 Collez les plantes des pieds et écartez les genoux. Laissez-les s'affaisser sur le sol. Détendez-vous et respirez en privilégiant la respiration abdominale. Pour revenir à la position initiale, relevez les genoux, serrez-les et glissez les pieds sur le sol jusqu'à ce que les jambes soient tendues.

## variante

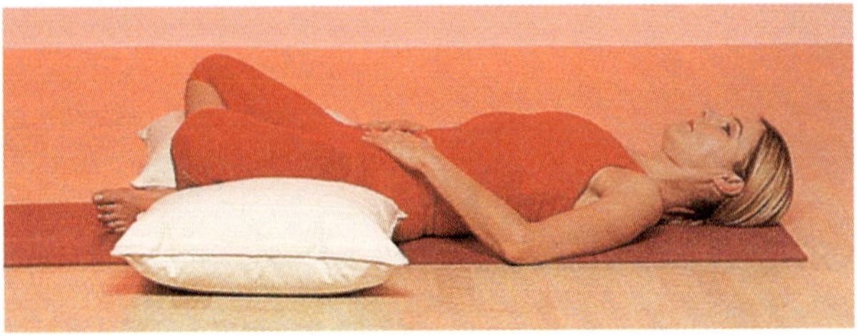

Si vous n'arrivez pas à poser les genoux au sol ou si vous avez un problème d'articulation entre le coccyx et les os iliaques, glissez un coussin ou une couverture pliée sous les genoux. Posez les mains sur le bas ventre et concentrez-vous sur la respiration abdominale.

# Le serpent

Les bienfaits de cette posture sont pratiquement les mêmes que ceux de la posture du cobra (p. 62). Cependant, le fait de tirer les bras en arrière assouplit les épaules et le milieu du dos.

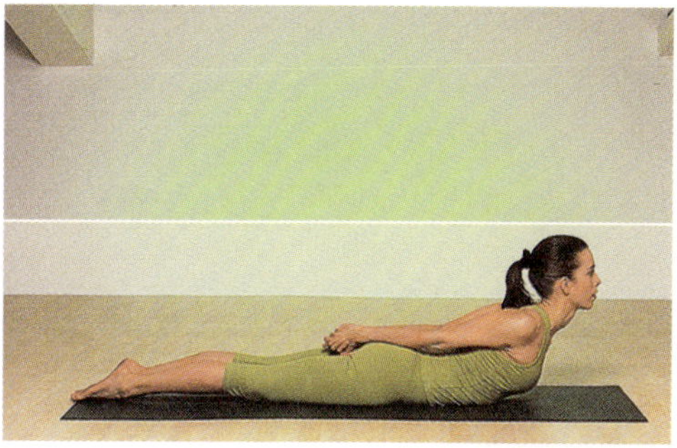

1 Vous êtes allongé sur le ventre, front au sol, pieds écartés de la largeur du bassin, bras le long du corps et paumes tournées vers le plafond.

2 Croisez les mains sur le bas du dos. Inspirez, levez la tête, amenez les épaules en arrière et tendez les bras vers les pieds.

3 Pendant l'inspiration, contractez les muscles du dos pour décoller le plus possible le buste du sol. Levez les bras en essayant de rapprocher les mains des pieds. Regardez fixement devant vous. Maintenez la position pendant plusieurs respirations.

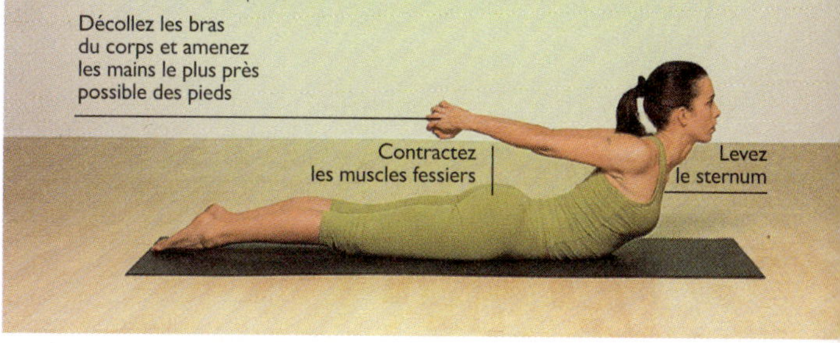


**ATTENTION !**

- Si vous avez des problèmes de dos, soyez vigilant.
- Si vous avez la nuque fragile, regardez devant vous.
- En cas d'hypertension ou de problèmes cardiaques, ne maintenez pas la posture.

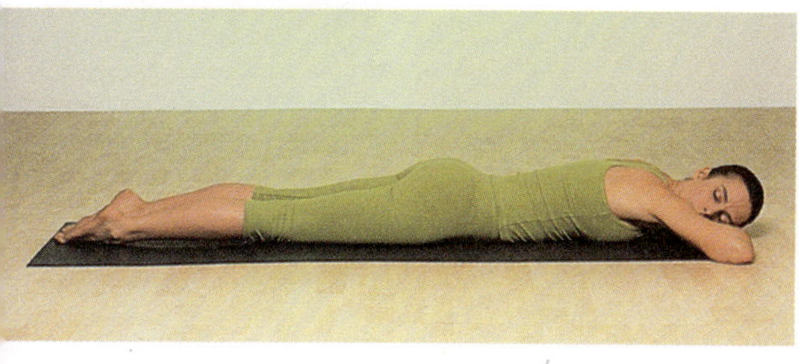

4 Expirez et revenez lentement en position initiale. Croisez les bras sous la tête. Relâchez tous les muscles. Reposez-vous quelques instants et répétez à nouveau l'exercice.

# L'enfant

Cette posture étire doucement la colonne vertébrale, détend les muscles du dos, favorise la concentration et vous aide à prendre conscience et à contrôler votre respiration.

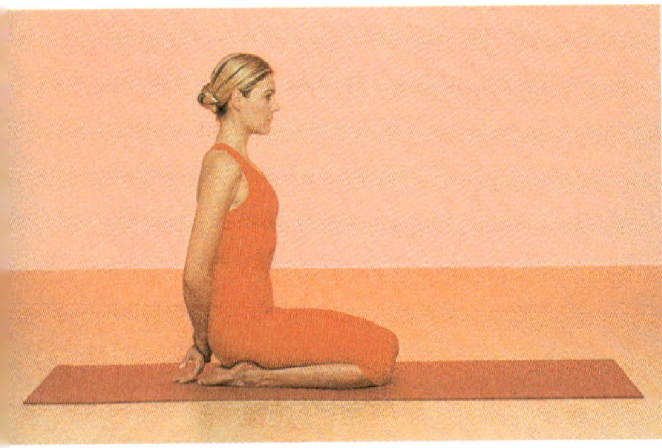

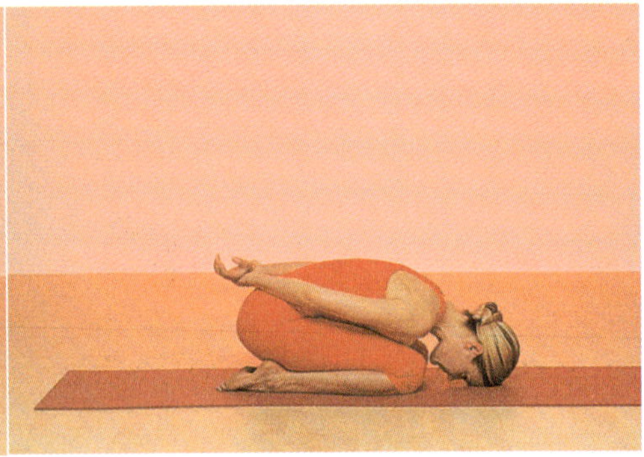

1 Vous êtes assis sur les talons. Regardez fixement devant vous. Mettez les bras derrière le dos et prenez votre poignet gauche dans votre main droite. Grandissez-vous. Inspirez.

2 Expirez, penchez-vous en avant à partir des hanches et posez le front sur le sol (si besoin est, utilisez un support).

3 Posez les bras sur le sol le long du corps ou, comme sur la photographie, de chaque côté de la tête. Maintenez la position en vous concentrant sur votre respiration qui doit être calme et régulière. Vous pouvez faire l'exercice de façon plus dynamique (étapes 1 et 2) cinq à dix fois de suite.

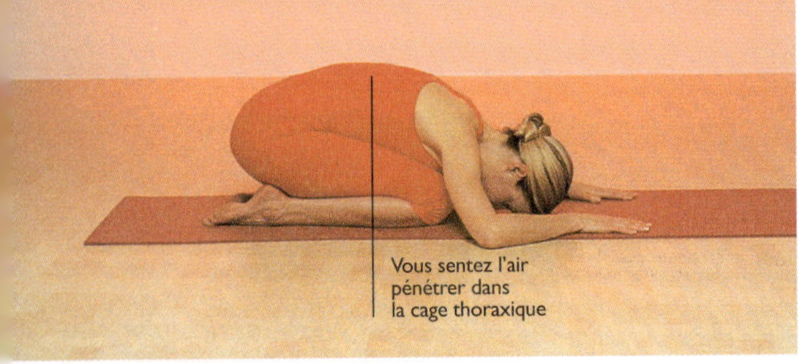


## variante

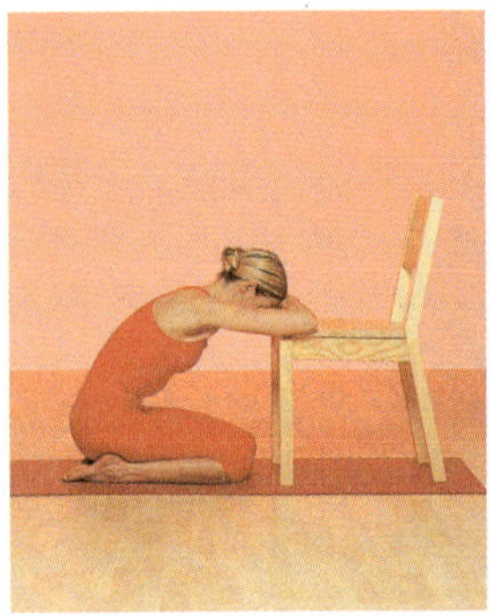

Si votre tension artérielle est élevée, ou si vous avez des problèmes de dos, ne posez pas la tête au sol, mais utilisez une chaise. Croisez les bras sur le siège et posez la tête dessus.

# La torsion du buste avec fente

Cette posture, qui stimule la colonne vertébrale et étire les bras, soulage les maux de dos et assouplit les épaules. Concentrez-vous sur la respiration qui doit être calme et régulière et ouvrez grand la poitrine.

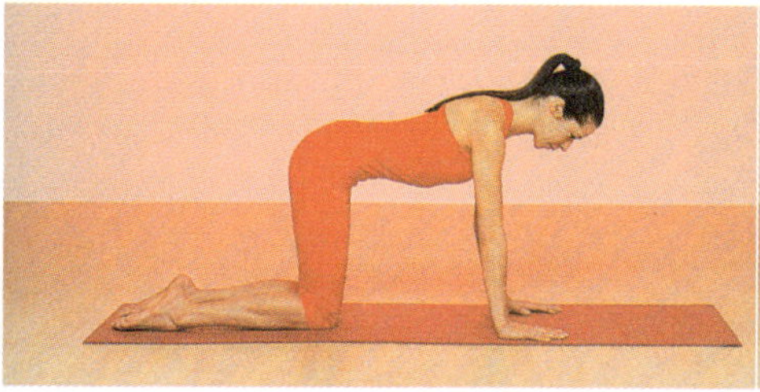

1 Vous êtes à quatre pattes, les bras écartés de la largeur des épaules. Les doigts sont écartés. Les majeurs pointent vers l'avant. Regardez par terre.

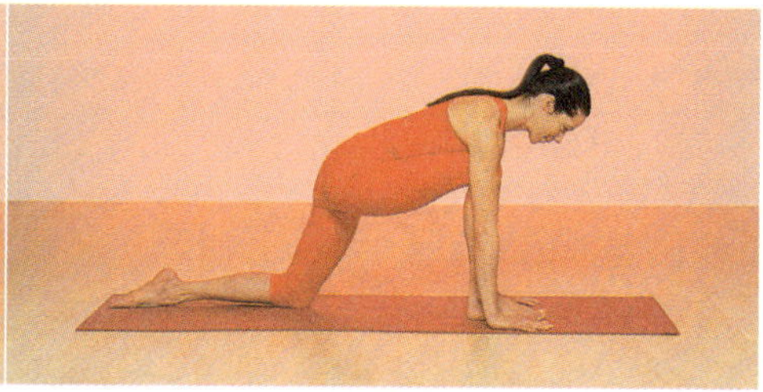

2 Avancez la jambe droite et posez le pied entre les mains. Le genou est au-dessus de la cheville. Étirez le haut du corps.

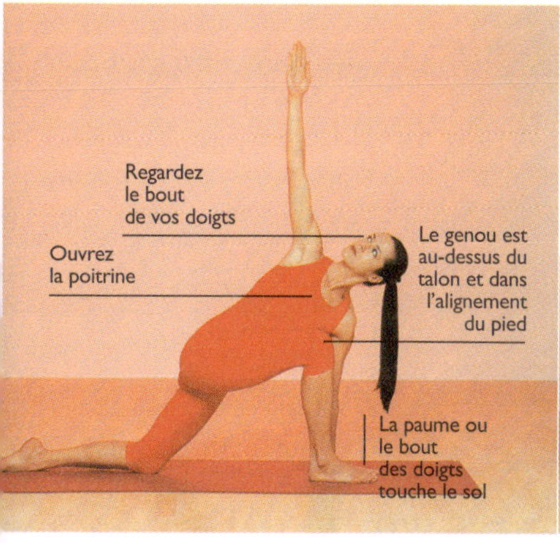
Regardez le bout de vos doigts
Ouvrez la poitrine
Le genou est au-dessus du talon et dans l'alignement du pied
La paume ou le bout des doigts touche le sol

3 nspirez et levez le bras droit sur le côté à 'horizontale, puis à la verticale. Tournez la tête et regardez votre main droite. Enfoncez la main gauche dans le sol, étirez le bras droit au naximum et ouvrez la poitrine.

**ATTENTION !**

- Si vous avez des problèmes de dos ou une hernie, soyez particulièrement vigilant au moment de la torsion.
- Si vous avez la nuque fragile, ne regardez pas en l'air à l'étape 3.

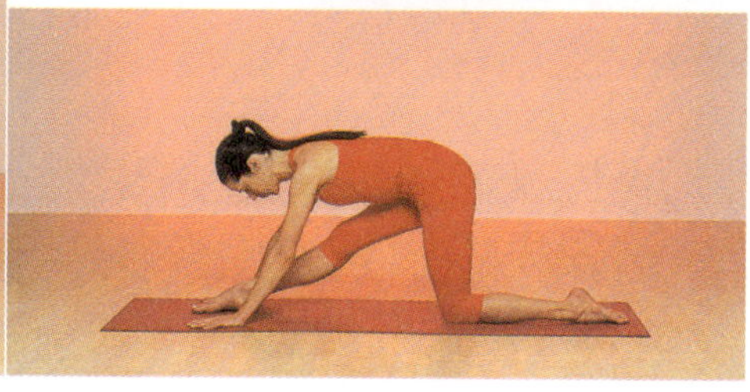

4 Baissez le bras droit, posez la main sur le sol et étirez l'arrière de la jambe droite puis repassez à quatre pattes. Répétez le mouvement en changeant de côté.

# La flexion avant
## assis jambes croisées

Pour cette posture, concentrez-vous sur la respiration thoracique, qui vous apporte énergie et vitalité. Faites l'exercice plusieurs fois de suite en inversant la position des jambes.

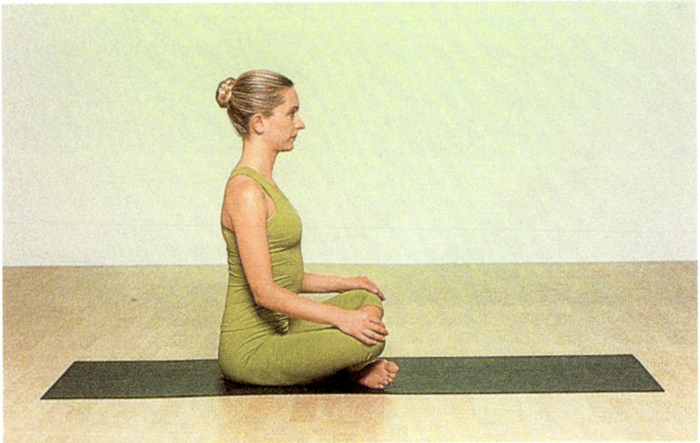

1 Vous êtes assis, jambes croisées et mains à plat sur les genoux. Regardez fixement devant vous. Les épaules sont basses et tirées en arrière. Respirez calmement.

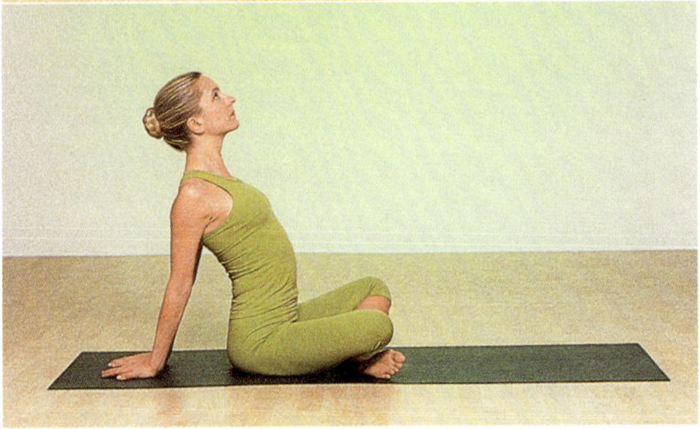

2 Placez les mains derrière vous à plat sur le sol, doigts pointés vers l'arrière. Inclinez le buste vers l'arrière et ouvrez la poitrine. Inspirez et expirez profondément trois fois de suite. Revenez en position initiale.

**ATTENTION !**

Si vous avez des problèmes dorsaux, arrêtez-vous à l'étape 2. Ne forcez jamais si vous ressentez une douleur.

3 Posez les mains devant vous à plat sur le sol et inclinez le buste. Avancez les mains le plus loin possible. Posez le front sur le sol et respirez lentement et profondément trois fois de suite.

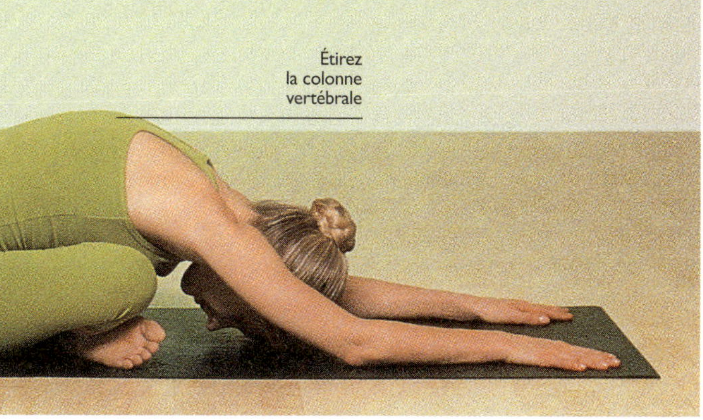
Étirez la colonne vertébrale
Inclinez le buste vers l'avant à partir des hanches

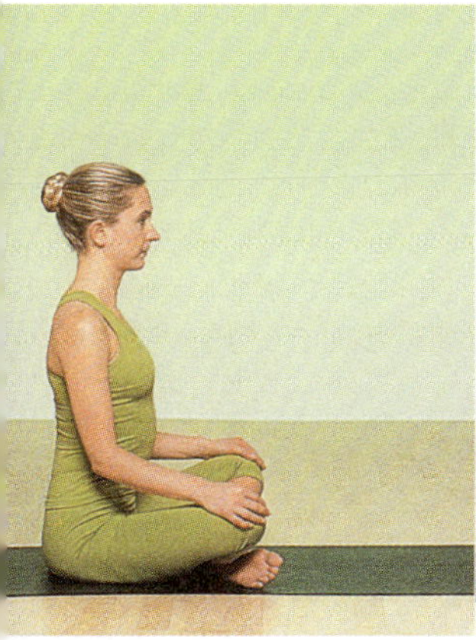

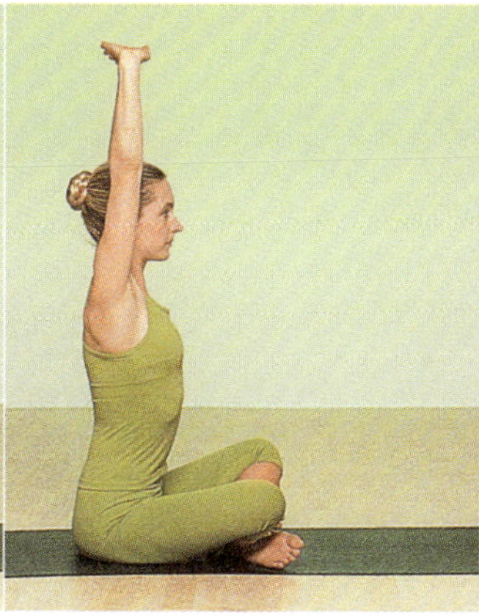

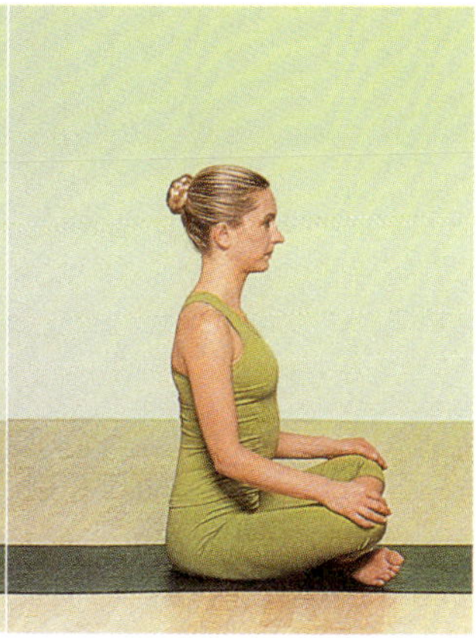

4 Inspirez et revenez en position initiale, dos droit, mains à plat sur les genoux, épaules basses et tirées en arrière.

5 Croisez les doigts, inspirez et levez les bras au-dessus de la tête. Maintenez la position pendant trois respirations naturelles.

6 Baissez les bras. Revenez en position initiale et respirez calmement pendant quelques instants.

# Les différentes techniques respiratoires

En vous aidant à prendre conscience de votre respiration et en apaisant votre esprit, les techniques respiratoires présentées ici vous préparent à la méditation (p. 108).

Les différentes techniques respiratoires réunies ici vous font prendre conscience de votre respiration, apaisent votre esprit et détendent votre corps. Elles se pratiquent le plus souvent à la fin d'une séance de yoga ou simplement après quelques exercices d'étirement qui éliminent les tensions dans les différentes parties du corps et calment l'esprit.

En ce qui concerne la «fausse inspiration» (p. 102) et l'expiration forcée (p. 104), il est fortement conseillé, dans un premier temps, de travailler avec un professeur de yoga qui saura vous conseiller.

**La respiration audible**

Cette technique, qui peut être pratiquée par tous, permet de contrôler et de réguler une respiration rapide et saccadée. Elle apaise l'esprit, développe la concentration et permet d'éliminer certaines tensions. Pour commencer, respirez par la bouche, puis contractez la glotte jusqu'à produire le son «Ahhh» en inspirant et le son «Haaa» en expirant.

Lorsque vous maîtrisez cette technique, essayez de reproduire les mêmes sons la bouche fermée. Pour vous aider, imaginez que vous soufflez dans un trou devant votre bouche. Respirez calmement et régulièrement en restant concentré sur l'air qui pénètre et sort de votre corps. Les sons produits ne doivent pas nécessairement être forts; vous seul avez besoin de les entendre.

# La respiration abdominale en position allongée

**Cette technique apaise le corps et l'esprit et libère les tensions. Concentrez-vous sur la circulation de l'air dans votre organisme. Après l'exercice, votre esprit sera calme et revitalisé.**

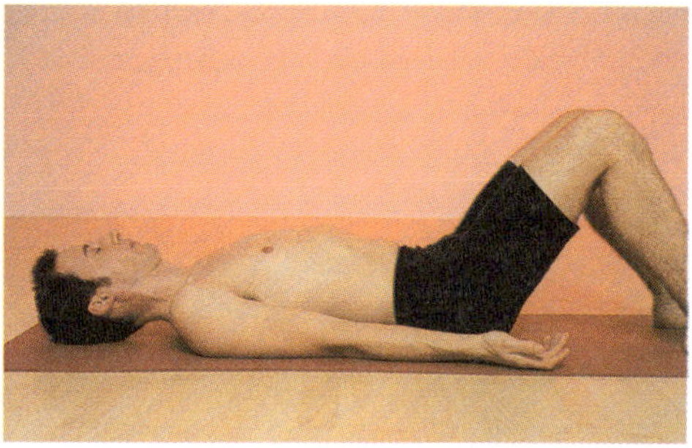

1 Vous êtes allongé sur le dos, genoux fléchis, pieds écartés de la largeur du bassin. Contrôlez votre respiration jusqu'à ce qu'elle soit calme et naturelle. Prenez conscience des mouvements de votre abdomen selon que vous inspirez ou expirez. Les expirations doivent être plus longues que les inspirations.

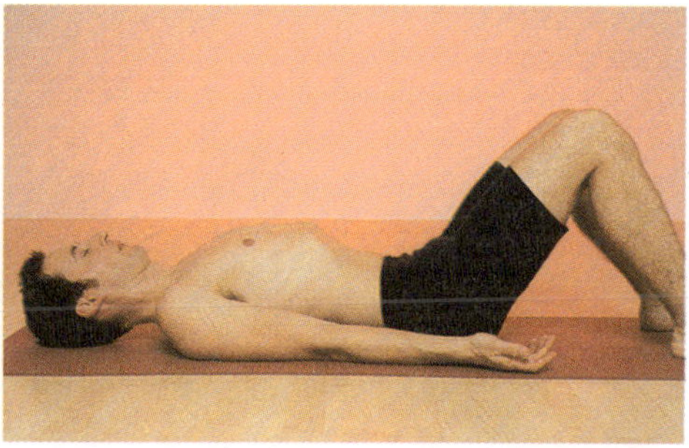

2 Pour que les expirations soient de plus en plus lentes et profondes, contractez l'abdomen au moment de l'expiration, puis relâchez tous les muscles en inspirant. L'abdomen se gonfle. Répétez l'exercice plusieurs fois.

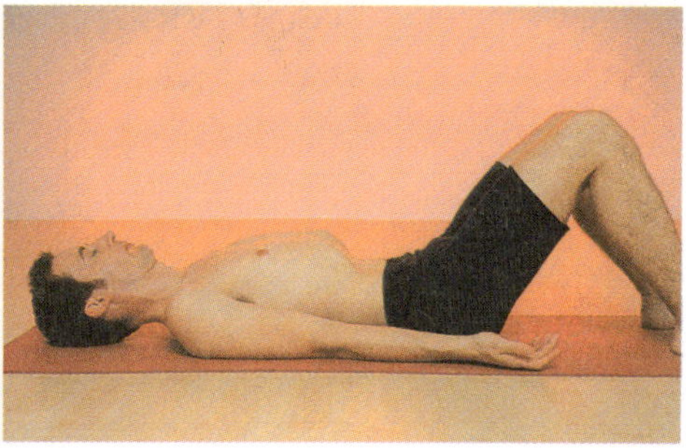

3 Puis, à chaque expiration, contractez les muscles pelviens et inspirez sans les relâcher complètement ainsi que les abdominaux. Ayez conscience de l'air qui pénètre dans la cage thoracique, puis expirez en contractant un peu plus les muscles. Répétez l'exercice plusieurs fois, puis relâchez les abdominaux et les muscles pelviens et respirez.

# La «fausse inspiration»

Cette technique qui tonifie et assouplit le diaphragme permet de prendre conscience du rôle primordial que joue ce muscle dans la respiration. Expirez profondément puis fermez la glotte (comme pour retenir votre souffle) et ouvrez la cage thoracique comme si vous inspiriez, d'où le nom de «fausse inspiration».

Elle peut être pratiquée en position allongée (voir p.103), en position debout (voir ci-dessous). Quelle que soit la position que vous choisirez, faites l'exercice, puis respirez naturellement pendant une vingtaine de secondes, puis répétez-le une deuxième fois, attendez vingt secondes et recommencez.

ATTENTION !

- Ne pratiquez pas cet exercice si votre tension artérielle est élevée, si vous avez une inflammation ou des saignements de l'abdomen.
- Déconseillé aux femmes qui ont leurs règles.

## variante

Vous êtes debout, jambes écartées de la largeur du bassin, genoux légèrement fléchis. Penchez-vous légèrement en avant en arrondissant le dos. Posez les mains sur les cuisses et éloignez les coudes du corps. Suivez les instructions des étapes 2 et 3 (voir ci-contre).

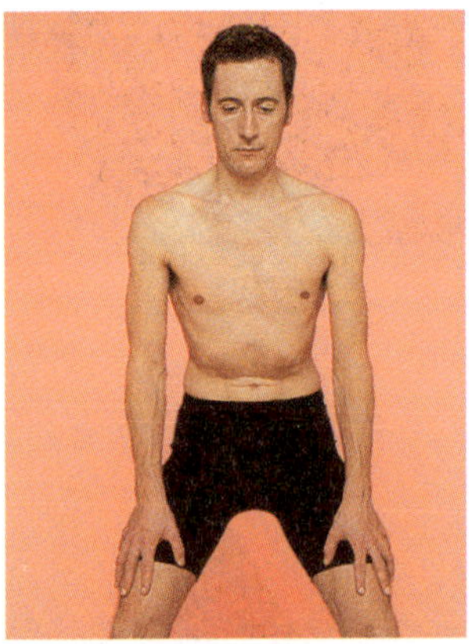

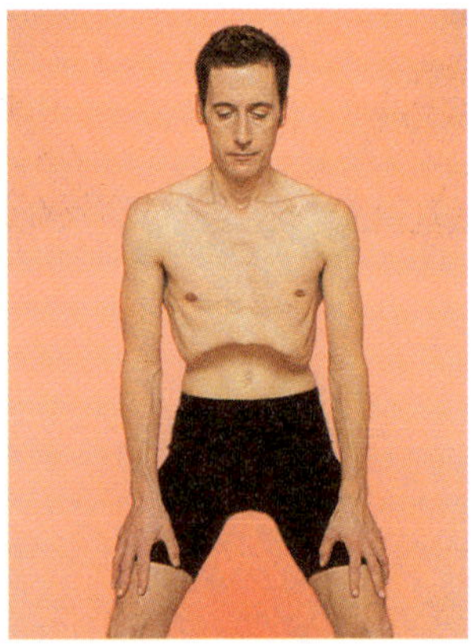

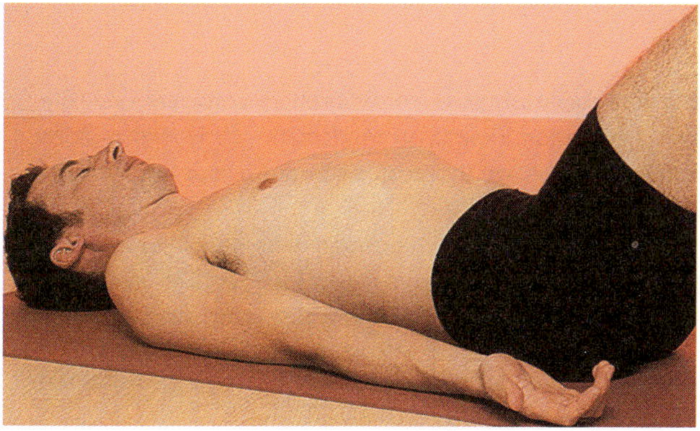

1 Vous êtes allongé sur le dos, genoux fléchis, bras dégagés du corps et paumes tournées vers le haut. Contrôlez votre respiration jusqu'à ce qu'elle soit calme et régulière.

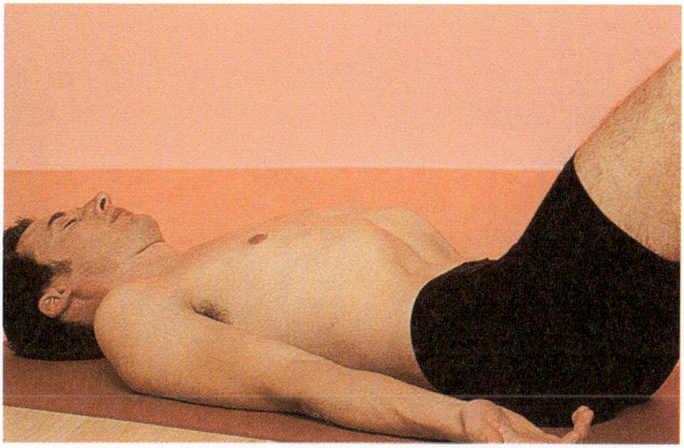

2 Les inspirations sont profondes et l'abdomen se gonfle. Expirez complètement en contractant le ventre le plus possible.

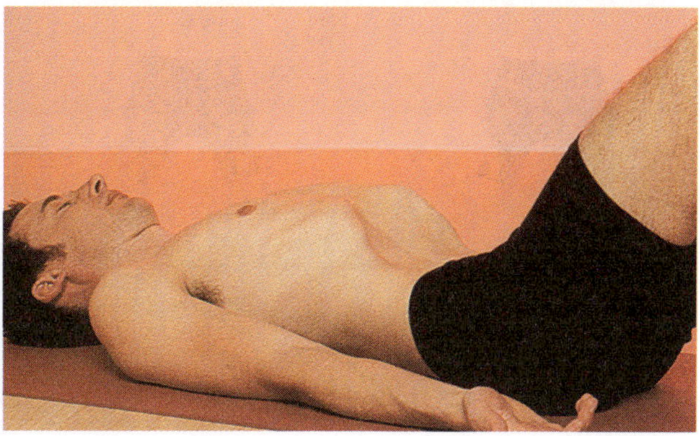

3 Relâchez l'abdomen, fermez la glotte et en même temps ouvrez la poitrine sans inspirer comme si vous vouliez que votre ventre disparaisse sous la cage thoracique. Maintenez la position aussi longtemps que possible. Pour inspirer, relâchez la cage thoracique, ouvrez la glotte et, en contractant doucement les abdominaux, laissez lentement pénétrer l'air dans votre corps.

# L'expiration forcée

Cette technique est basée sur une expiration forcée et une inspiration passive. Le fait de se concentrer sur l'expiration vide l'esprit des pensées parasites et rééquilibre le système nerveux. Suivez les instructions données page ci-contre, respirez naturellement pendant 20 secondes environ, recommencez, attendez 20 secondes, et répétez une dernière fois. Chaque exercice doit compter le même nombre d'expirations. Une fois le troisième exercice terminé, expirez profondément afin de vider complètement les poumons, puis attendez quelques secondes avant d'inspirer. L'inspiration suivante doit être calme et non saccadée. Asseyez-vous, respirez naturellement et concentrez-vous sur le rythme lent et régulier de votre souffle et sur la quiétude de votre esprit. Pendant tout l'exercice, la respiration doit être régulière – si besoin est, ralentissez le rythme.

## SOUFFLER UNE BOUGIE

Cette pratique préliminaire vous aidera à ressentir le mouvement de l'abdomen au cours de l'expiration forcée. Posez la main droite sur l'abdomen et placez la main gauche devant la bouche. Imaginez qu'une bougie se trouve devant votre main gauche. Inspirez partiellement et essayez de rejeter l'air. Votre abdomen se contracte fortement et s'écarte de votre main, puis de façon automatique, il se relâche et touche à nouveau votre main. Répétez plusieurs fois l'exercice, puis essayez d'éteindre la bougie fictive en expirant par les narines la bouche fermée.

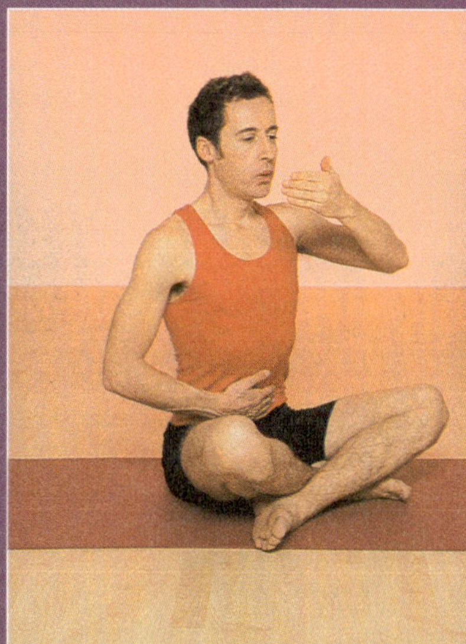

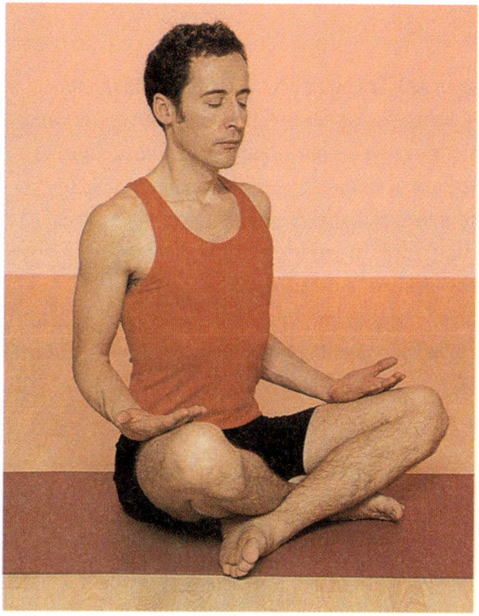

1 Vous êtes assis, jambes croisées, la tête et le dos droits, les mains posées sur les cuisses et les paumes tournées vers le haut. Fermez les yeux. Votre respiration doit être calme et régulière.

2 Inspirez partiellement, puis expirez fortement en rentrant l'abdomen. Relâchez immédiatement les abdominaux afin que l'inspiration soit aisée et complètement passive.

3 Répétez l'exercice en expirant le plus fort possible (10 fois au maximum). Respirez normalement une vingtaine de secondes avant de commencer une série.

## variante

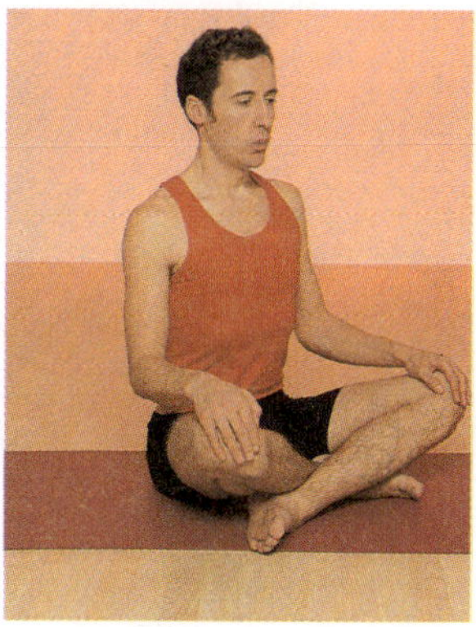

Vous êtes assis ou debout. Inspirez, puis expirez par la bouche par petites bouffées rapides et saccadées. Marquez une pause très brève entre deux bouffées. Videz complètement les poumons. Fermez la bouche, puis attendez avant de prendre une nouvelle inspiration et laisser l'air pénétrer doucement.

### ATTENTION !

- Si vous ressentez un vertige ou si vous venez à manquer de souffle pendant l'exercice, arrêtez-vous, puis recommencez plus doucement.
- Si les deux narines sont congestionnées, si vous avez vos règles, optez pour la variante ci-dessus.

# La respiration nasale alternée

**Cette technique régule la circulation de l'air dans votre organisme. Commencez par le premier exercice en vous reportant aux photographies puis passez au second exercice. Respirez trois fois par la narine gauche et trois fois par la narine droite. Puis inspirez par la narine gauche et expirez par la narine droite trois fois de suite. Inspirez ensuite par la narine droite et expirez par la narine gauche trois fois de suite. Pour finir, respirez par les deux narines. Asseyez-vous et respirez naturellement.**

1 Ouvrez la main droite et pliez l'index et le majeur. Le pouce vous permettra de boucher la narine droite et l'annulaire la narine gauche. Posez doucement le pouce et l'annulaire contre les parois du nez.

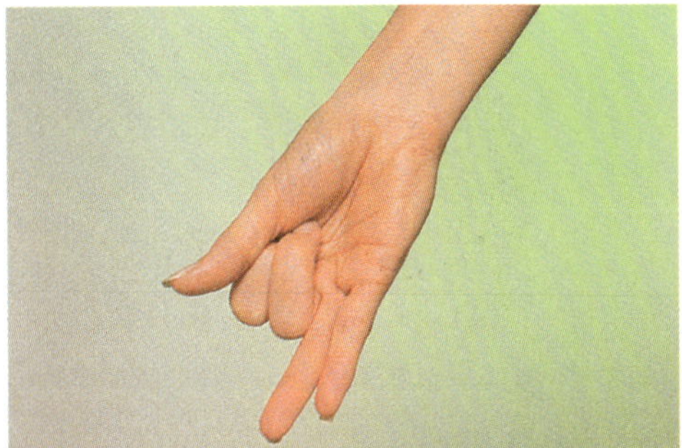

2 Bouchez la narine droite et respirez par la narine gauche. La respiration est calme et régulière. Marquez une pause entre les inspirations et les expirations.

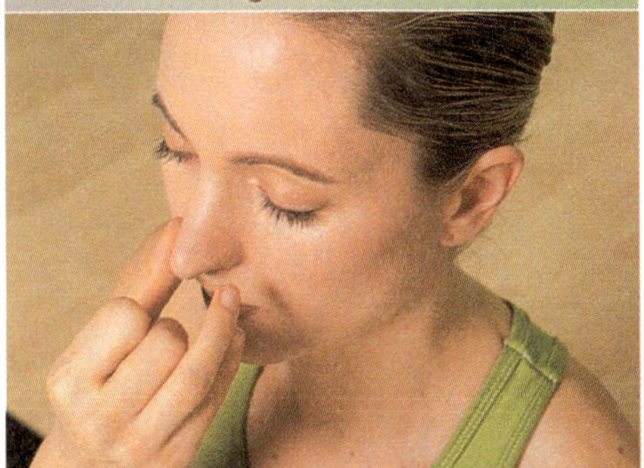

3 Le pouce sur la narine droite, bouchez la narine gauche avec l'annulaire, puis retirez le pouce. Bouchez la narine droite avec le pouce, puis retirez l'annulaire de la narine gauche. Changez à chaque fois de narine.

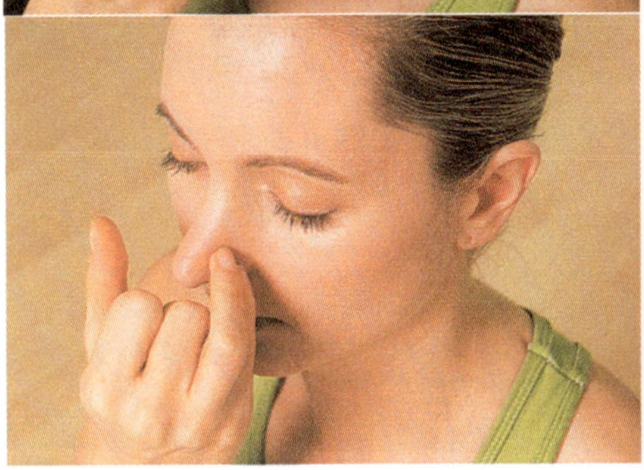

# La respiration rafraîchissante

À la différence des autres techniques respiratoires fondées sur la respiration nasale, vous devez respirer par la bouche. Aspirez l'air par la bouche. Vous avez une sensation de fraîcheur. Cette technique développe la concentration, la clarté mentale et apaise le corps et l'esprit. À la fin de l'inspiration, fermez la bouche, puis expirez par les deux narines. Cette technique est particulièrement bénéfique si vous êtes incommodé par la chaleur ou si vous êtes submergé de sentiments. Pour cet exercice, vous pouvez placer la langue de deux façons différentes.

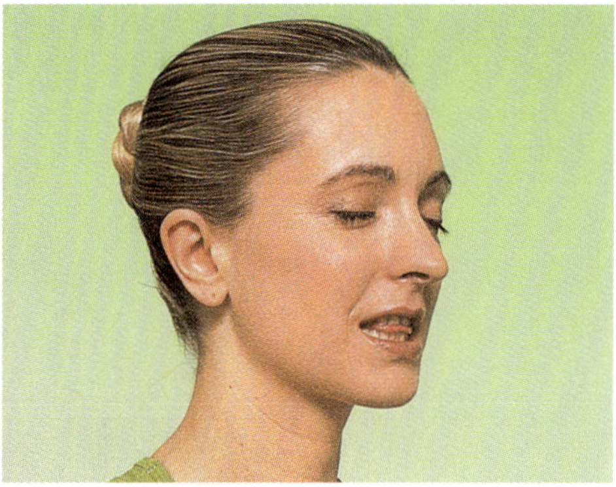

Sortez légèrement la langue entre les dents. Fermez les yeux, puis aspirez l'air peu à peu. Vous avez une sensation de fraîcheur sur la langue et le palais.

## variante

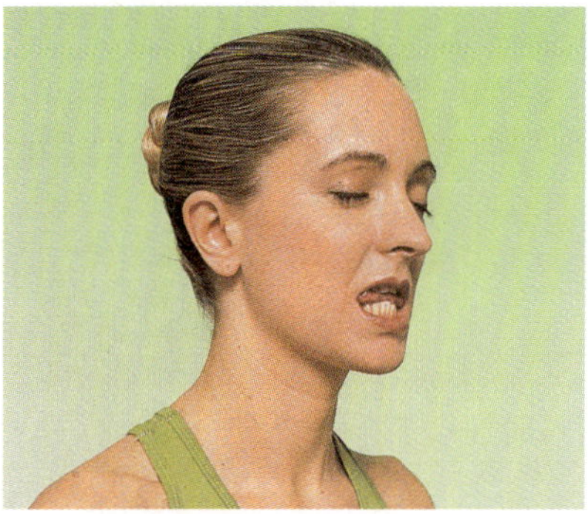

Le bout de la langue est collé au palais. Inspirez lentement et profondément. L'air pénètre entre les dents. Vous avez une sensation de fraîcheur sur la langue, les gencives et le palais.

**ATTENTION !**

- L'air n'étant pas filtré par le nez, ne pratiquez la respiration rafraîchissante que lorsque la qualité de l'air est bonne.
- Cet exercice est déconseillé si vous avez de l'asthme ou toute autre maladie respiratoire.

# La méditation

**La méditation repose sur deux principes : la tranquillité de l'esprit et la prise de conscience de l'énergie vitale, qui est l'essence même de l'être vivant.**

Lorsque vous faites des exercices de méditation, ne cherchez pas à faire abstraction du monde qui vous entoure, ni à réprimer vos sentiments, vos émotions et vos pensées, mais essayez plutôt de prendre du recul afin de ne pas vous laisser envahir par ces éléments parasites susceptibles d'obstruer votre conscience.

Vous êtes assis, la tête, la nuque et le dos sont droits. Si vous êtes suffisamment souple, prenez la posture du demi-lotus (voir ci-contre). Tournez les paumes vers le haut et formez un cercle en joignant le pouce et l'index. Ce mudrâ (geste) symbolise l'union de l'individu et de l'énergie universelle. Le corps et les sens sont en éveil. Fermez les yeux. Vous entendez les bruits autour de vous et vous sentez l'air sur votre peau. Expirez et essayez d'éliminer les tensions dans les différentes parties du corps – le visage, la nuque, les épaules, les bras et les jambes. Prenez conscience de votre souffle qui vous unit au monde alentour. À chaque inspiration, sentez l'air pénétrer par les narines, descendre dans la gorge puis dans la poitrine et faire, à chaque expiration, le trajet inverse.

Ensuite, prenez conscience de l'espace à l'intérieur de la tête, la gorge, la nuque, la partie droite de votre poitrine, la partie gauche, l'épaule droite, le bras droit, la main gauche, l'épaule gauche, le bras gauche, la main gauche, la hanche droite, la jambe droite, le pied droit, la hanche gauche, la jambe gauche et le pied gauche. Prenez conscience de l'espace situé au-dessus et au-dessous du nombril, à la base de la colonne vertébrale et dans le bassin.

Prenez conscience de l'espace à l'intérieur de votre corps, à l'extérieur de votre corps et au-delà de votre corps. Prenez conscience qu'il n'y a pas de séparation entre l'intérieur et l'extérieur mais qu'il n'y a qu'un tout. Peu à peu, reprenez conscience de votre respiration, de votre corps et de votre environnement.

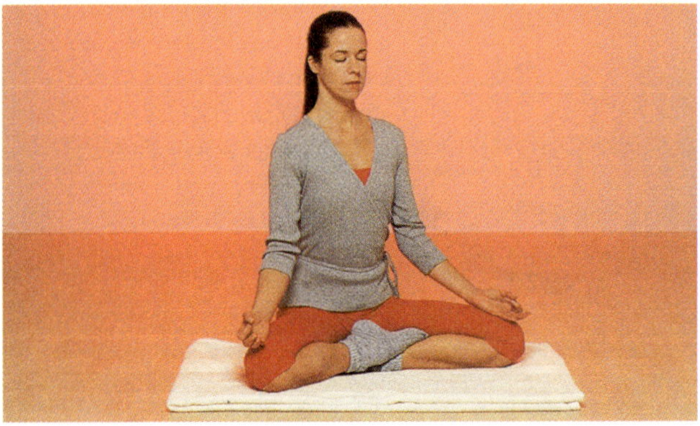

### MÉDITER : OÙ, QUAND, COMMENT ?

- Choisissez un moment de la journée où vous êtes sûr de ne pas être dérangé pendant au moins 15 minutes.
- Choisissez une pièce calme, bien rangée, où il fait chaud (ou installez-vous dehors).
- Installez-vous confortablement.

# La relaxation

Terminer une séance de yoga par des exercices de relaxation permet d'accroître les bienfaits apportés par les postures ou les enchaînements réalisés.

Vous êtes allongé sur le dos, les genoux fléchis et les bras dégagés du corps. Soyez à l'écoute de votre corps. Levez légèrement le bassin et tirez le coccyx vers les pieds, puis baissez le bassin en soulageant au maximum le bas du dos. Glissez les pieds sur le sol jusqu'à ce que les jambes soient tendues.

Laissez les genoux et les pieds s'affaisser sur le côté. Rentrez le menton, puis relevez-le. La tête est droite et collée au sol.

Si vous avez mal à la nuque, glissez un oreiller ou une couverture pliée dessous.

Détendez toutes les parties de votre corps les unes après les autres en commençant par les orteils et en terminant par la tête. Il n'est pas nécessaire de bouger chacune de ces parties, il suffit de les visualiser à tour de rôle : les pieds, les jambes, les hanches, les mains, les bras, les épaules, le buste, la nuque et la tête. Fermez les yeux, la bouche et restez immobile. Concentrez-vous sur votre respiration jusqu'à ce qu'elle soit calme et régulière.

N'essayez pas de la contrôler, ayez simplement conscience de l'air qui pénètre dans votre corps, qui en ressort. Peu à peu, les expirations deviennent plus longues que les inspirations et votre corps est de plus en plus détendu. En restant concentré sur votre respiration, comptez jusqu'à 20. Inspirez à 1, expirez à 2, et ainsi de suite, puis comptez à rebours jusqu'à 0, mais lorsque vous arriverez à 10, ne comptez que les expirations.

Si vous êtes perturbé par des pensées ou des bruits, recommencez l'exercice.

Lorsque vous arrivez à 0, concentrez-vous non plus sur votre respiration, mais sur l'espace devant vos yeux, sur le silence et la quiétude. Votre respiration est calme et régulière, votre esprit apaisé.

Reprenez doucement conscience de votre corps, du sol sur lequel vous êtes allongé et des bruits autour de vous. Bougez vos orteils et vos doigts, puis vos mains et vos pieds. Inspirez et expirez profondément une ou deux fois afin que l'énergie pénètre dans votre corps. Étirez les bras au-dessus de la tête et soupirez profondément.

Tournez-vous sur le côté droit et maintenez la position quelques minutes en gardant les yeux fermés. Passez doucement en position assise et ouvrez les yeux.

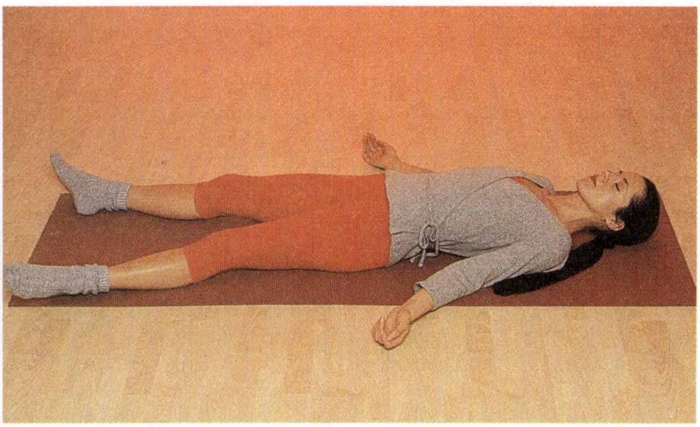

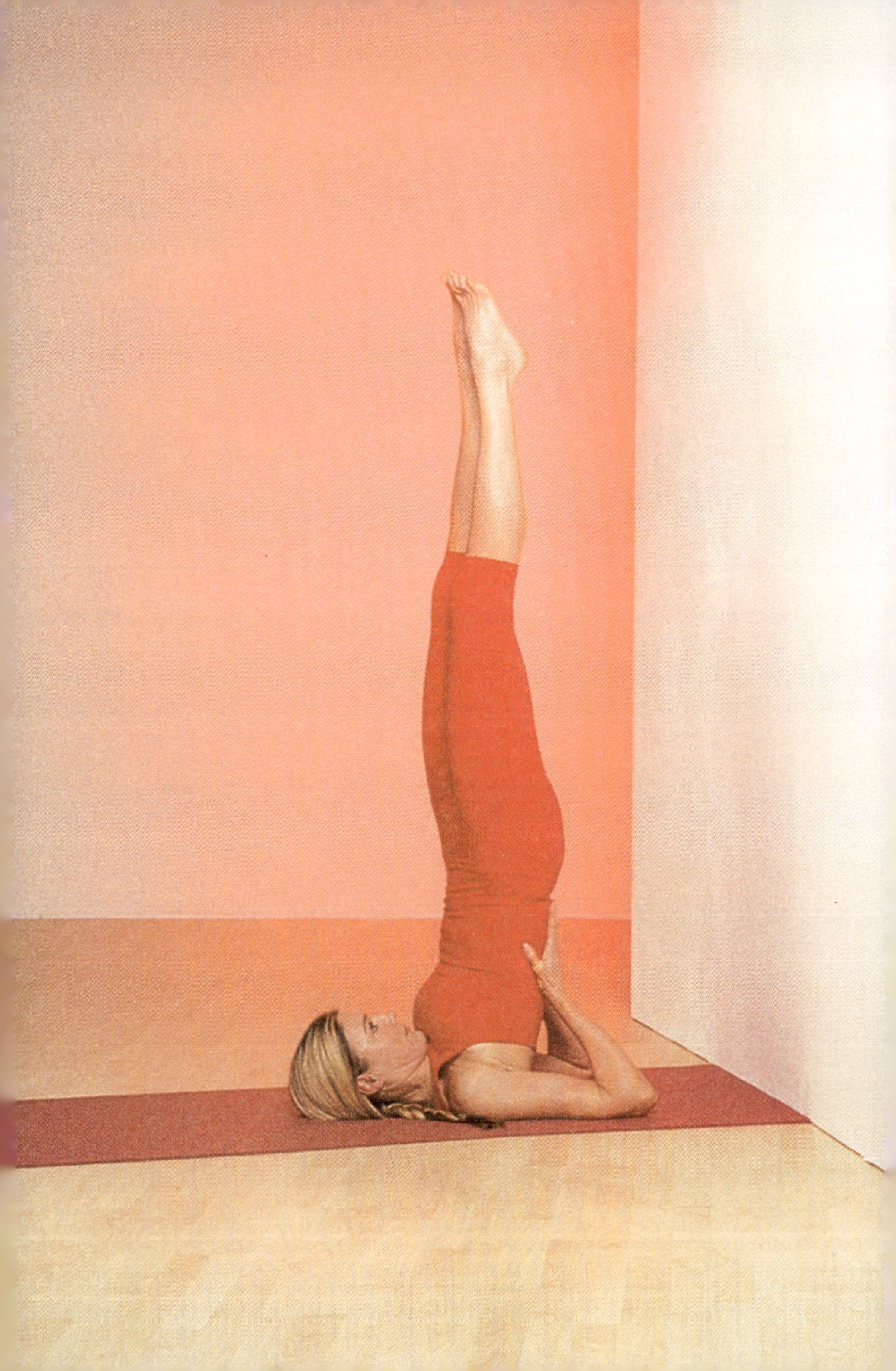

# Les enchaînements

Les quatorze enchaînements suivants vous procurent un regain d'énergie dès que vous en éprouvez le besoin. Avant de commencer, concentrez-vous et lorsque les exercices sont terminés, accordez-vous du temps pour profiter au maximum de leurs bienfaits.

# Bien commencer la journée

Avant le petit déjeuner, faites quelques exercices de respiration : la respiration complète en position assise (p. 17) ou la « fausse inspiration » (p. 102), puis des exercices favorisant la coordination de la respiration et des mouvements. L'enchaînement suivant peut être précédé de la salutation au soleil (p. 46).

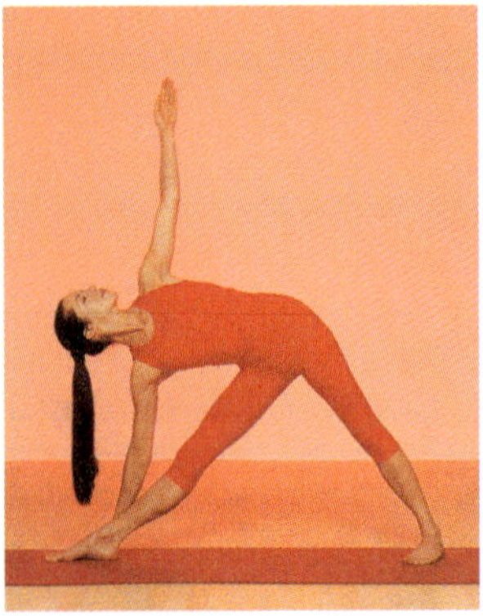

1 Le triangle (p. 72)

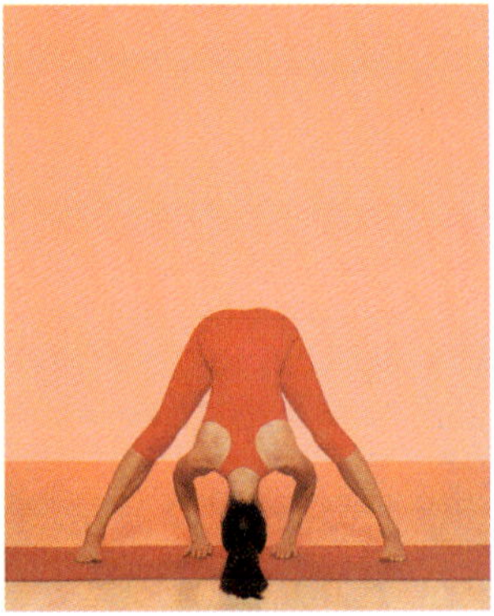

2 La flexion avant jambes écartées (p. 42)

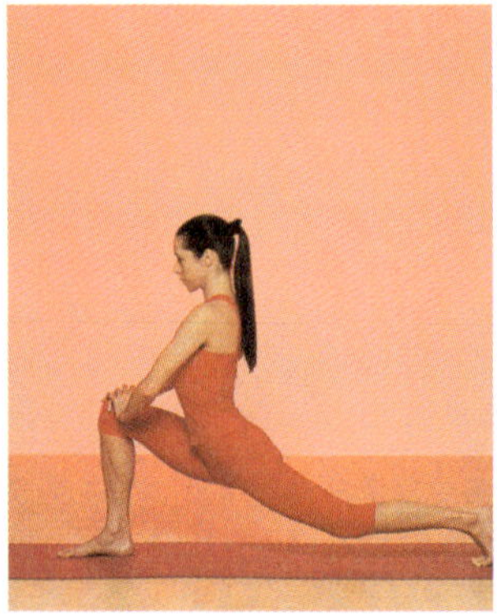

3 Le guerrier – extension en fente pieds fixes (p. 32)

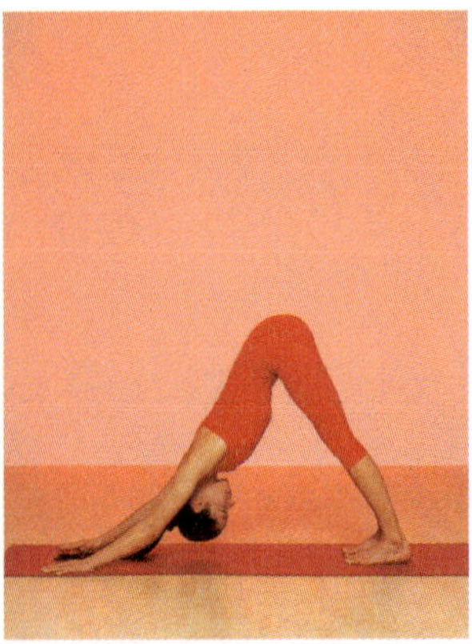

4 Le chien tête en bas (p. 66)

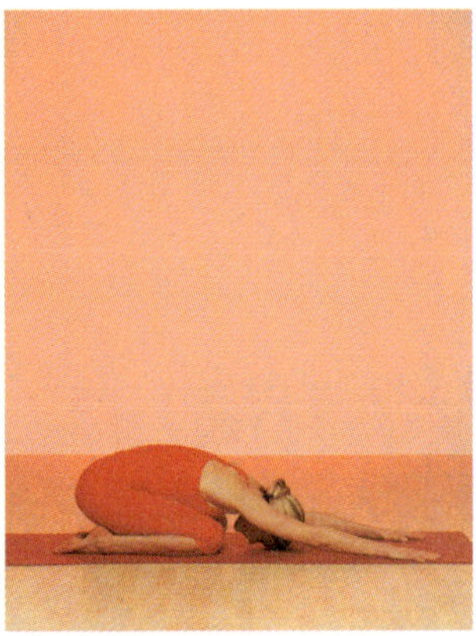

5 Le lièvre (p. 84)

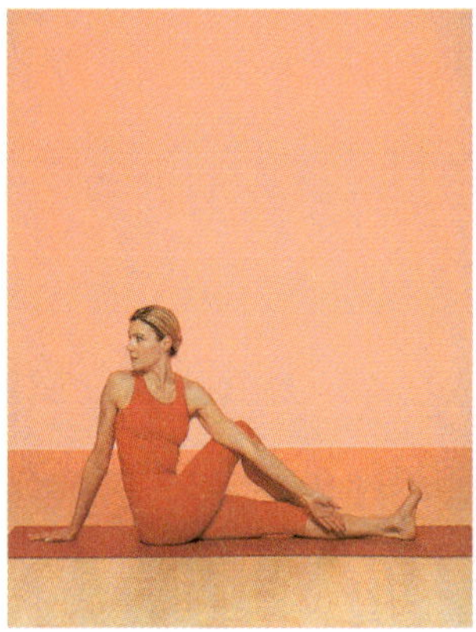

6 La torsion en position assise (p. 40)

# Tonifier le cœur et développer la capacité respiratoire

Ces postures étirent et allongent les muscles sollicités au moment de la respiration et tonifient le cœur. Concentrez-vous sur la respiration. Veillez à bien respirer (p. 17), appliquez les différentes techniques respiratoires (p. 100) et devenez plus résistant grâce à la salutation au soleil (p. 46).

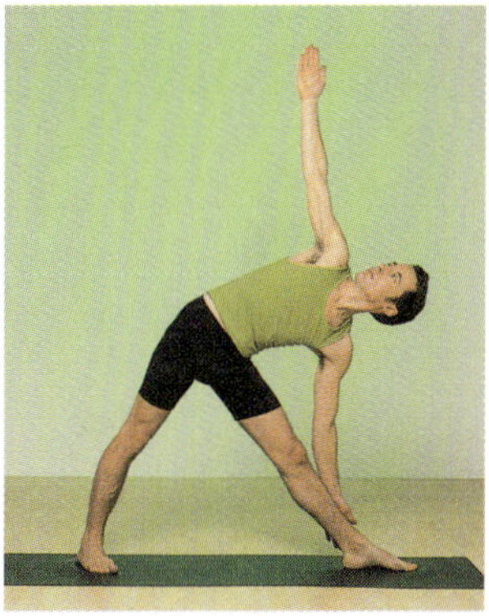

1 Le triangle (p. 72)

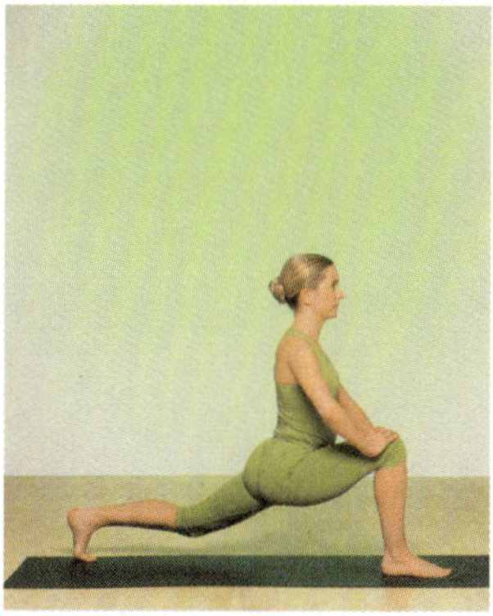

2 Le guerrier – extension en fente pieds fixes (p. 32)

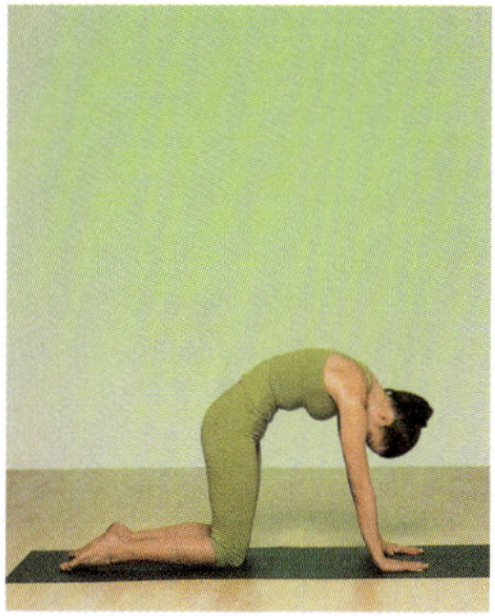

3 Le chat (p. 81)

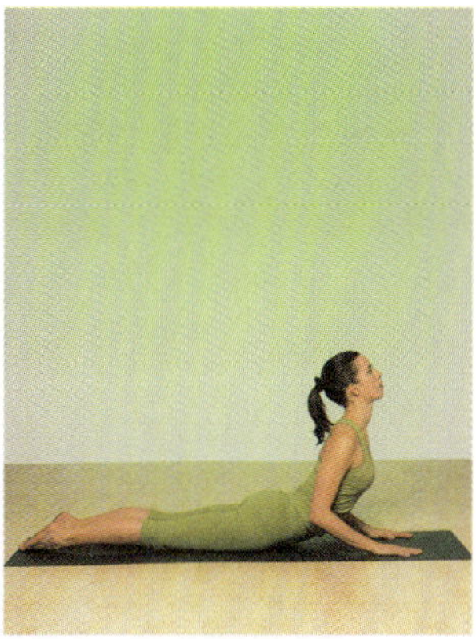

4 Le cobra (p. 62)

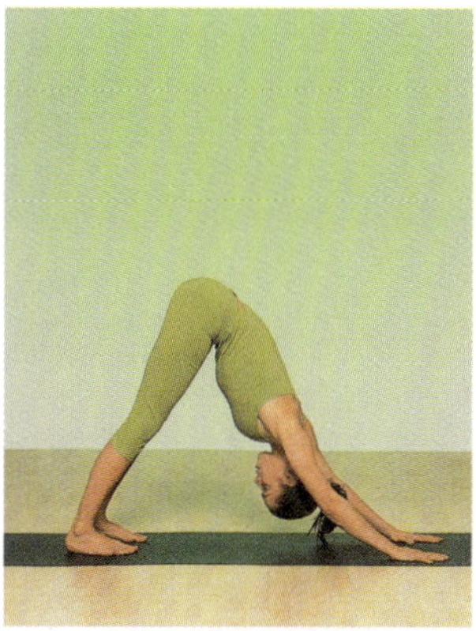

5 Le chien tête en bas (p. 66)

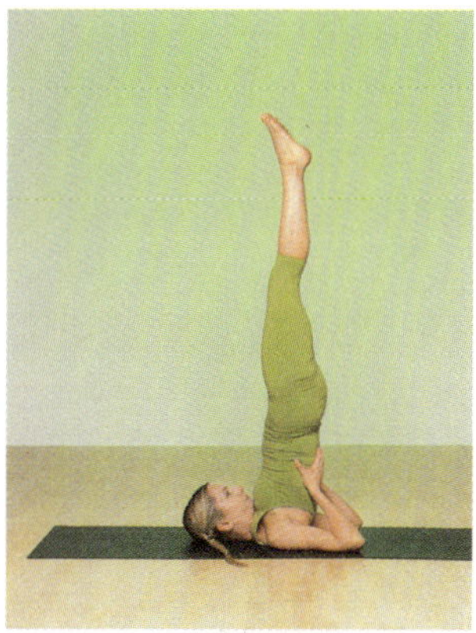

6 La chandelle (p. 60)

# Un regain d'énergie dans la matinée

Lorsque vous sentez une baisse d'énergie, plutôt que fumer une cigarette, boire un café ou manger un gâteau, effectuez les postures suivantes. Si le lieu n'est pas propice, optez pour des étirements (p.18-27). Si vous manquez de temps, optez pour des exercices de respiration (p. 100).

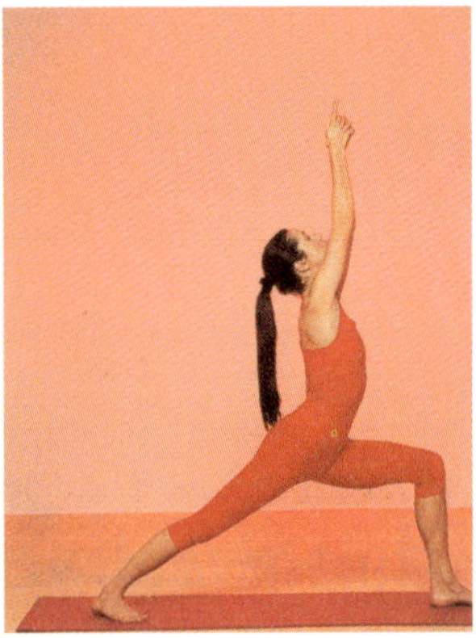

1 Le guerrier (p. 30)

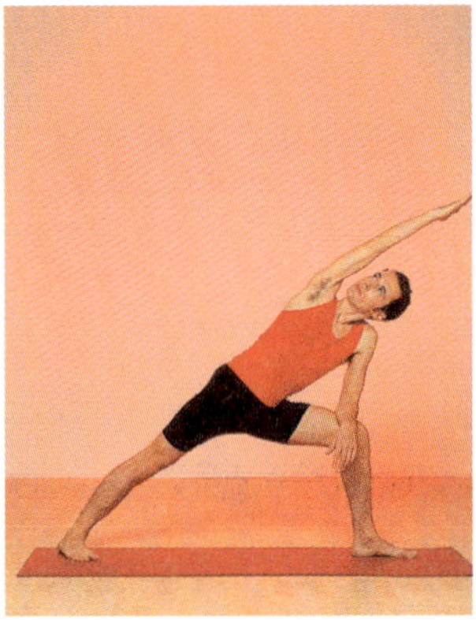

2 Le triangle en fente latérale (p. 74)

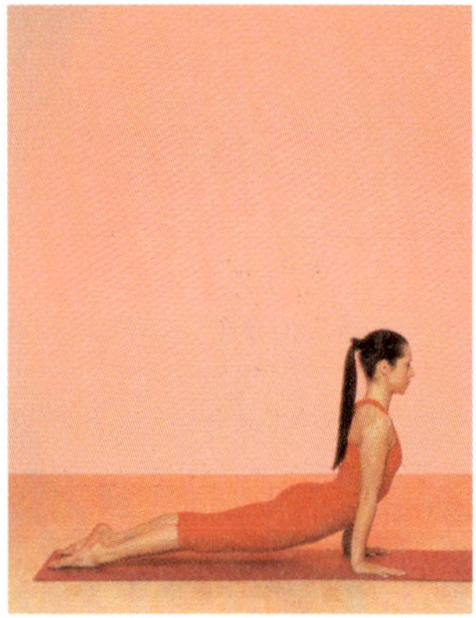

3 Le chien tête en l'air (p. 68)

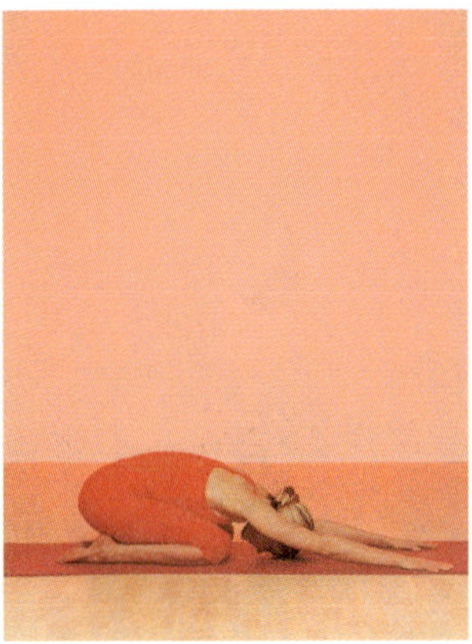

4 Le lièvre (p. 84)

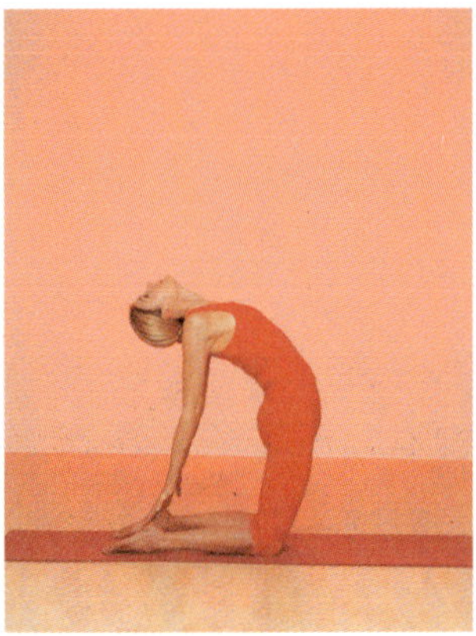

5 Le chameau (p. 88)

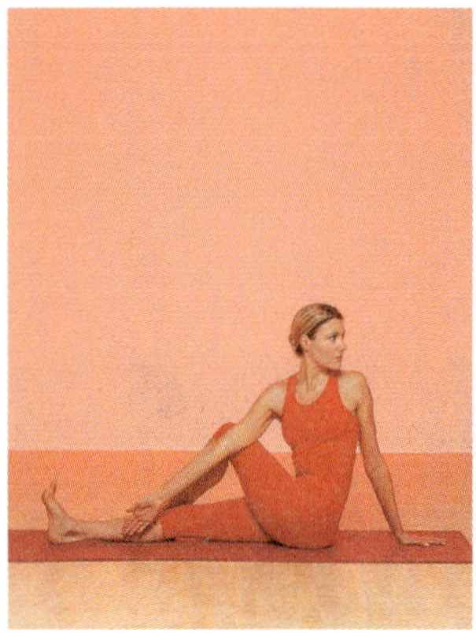

6 La torsion en position assise (p. 40)

# Stimuler le système digestif

Les six postures suivantes étirent, massent et détendent les muscles abdominaux et stimulent le système digestif. Complétez les mouvements par les techniques de la « fausse inspiration » (p. 102), de la respiration abdominale en position couchée (p. 101) et de la relaxation (p. 109). Une alimentation équilibrée accentue les bienfaits de cet enchaînement.

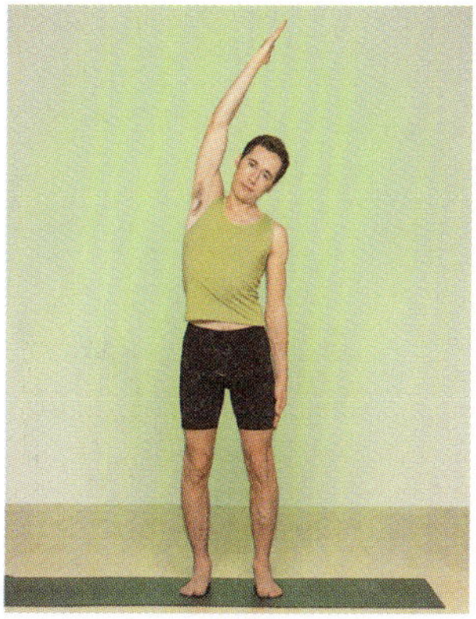

1 La flexion latérale du torse en position debout (p. 54)

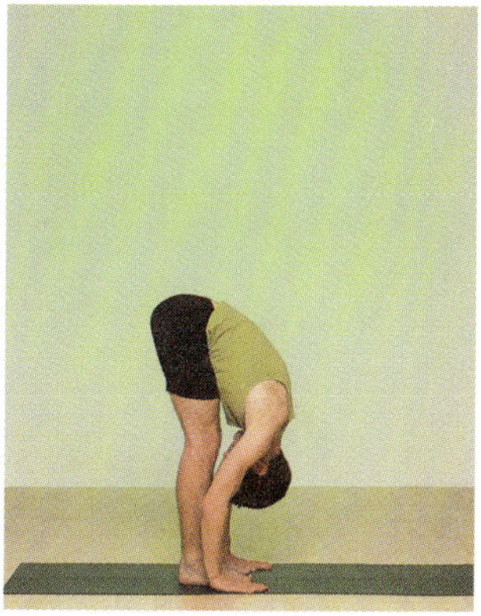

2 La flexion avant (p. 36)

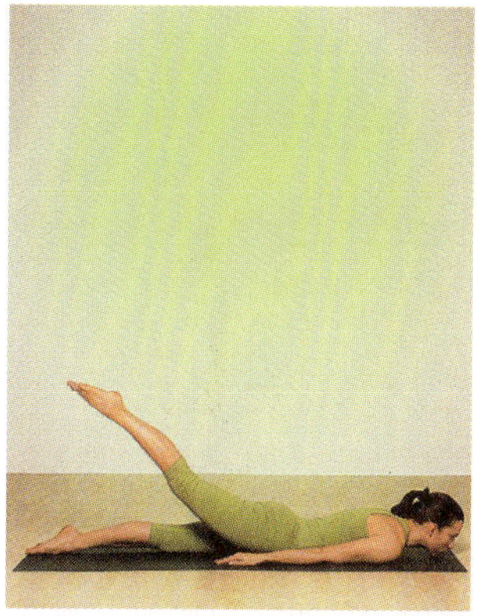

3 La sauterelle (p. 90)

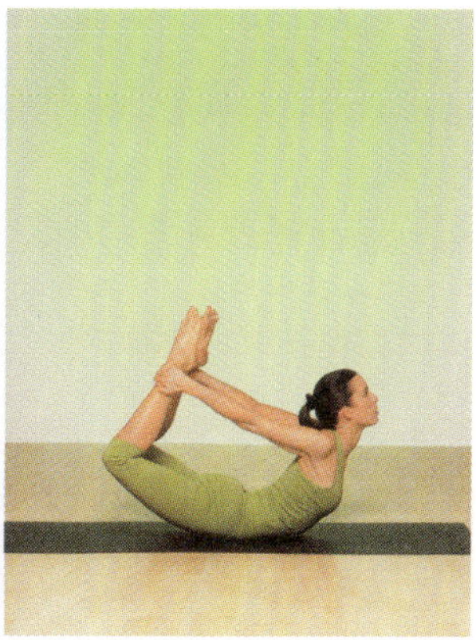

4 L'arc (p. 86)

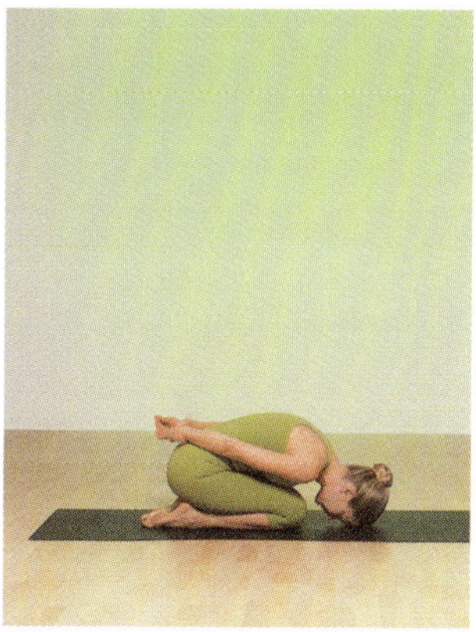

5 L'enfant (p. 96)

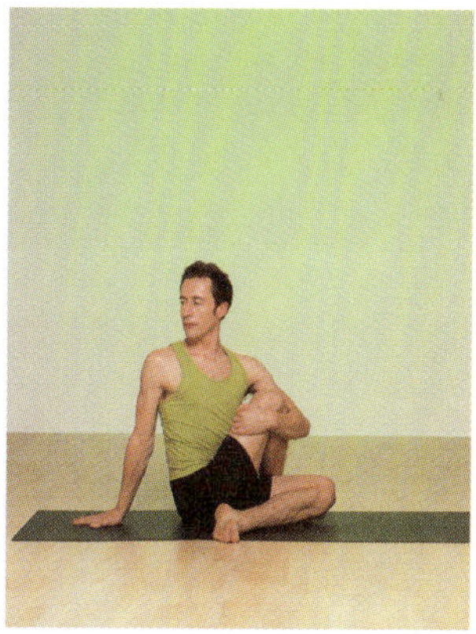

6 La torsion en position assise (p. 40)

# Recharger ses batteries
## en fin de journée

Après une dure ou une longue journée de labeur, il est indispensable d'étirer vos muscles et d'assouplir vos articulations. Commencez par des étirements (p. 18-27), prenez la posture du papillon en position allongée (p. 94) en privilégiant la respiration abdominale en position couchée (p. 101).

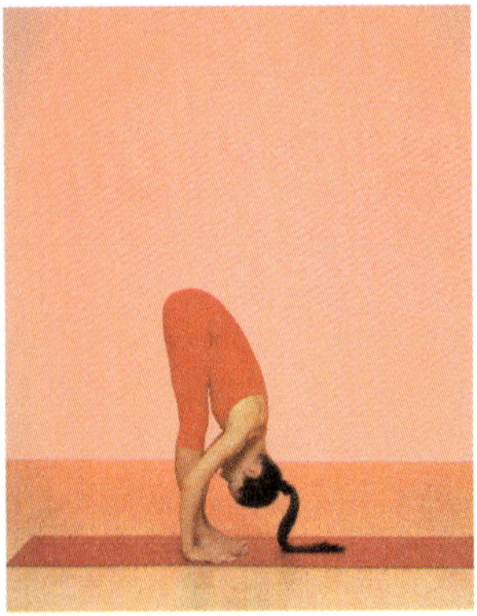

1 La flexion avant (p.36)

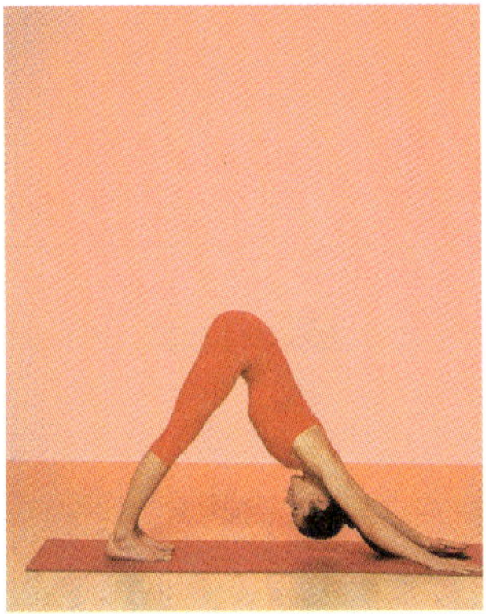

2 Le chien tête en bas (p. 66)

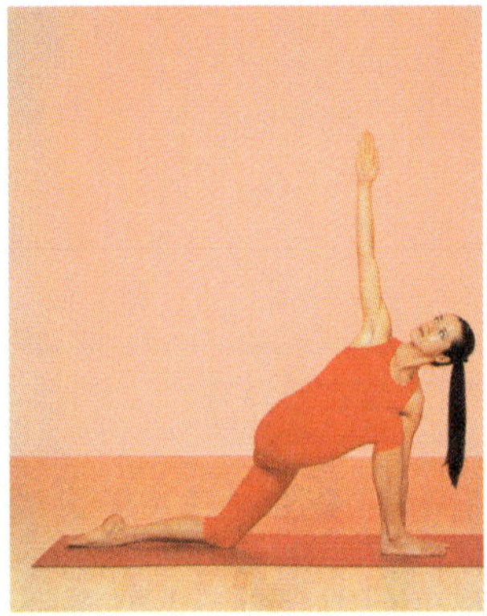

3 La torsion du buste avec fente (p. 97)

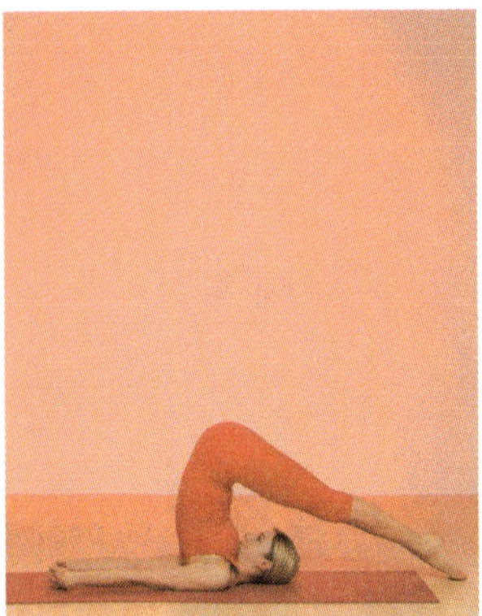

4 La charrue (p. 92)

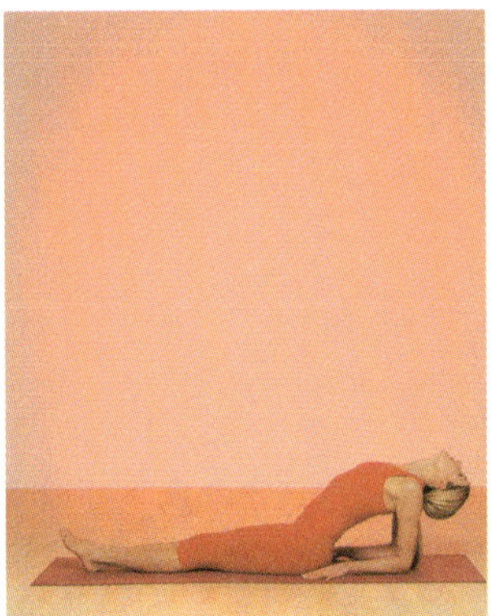

5 Le poisson (p. 93)

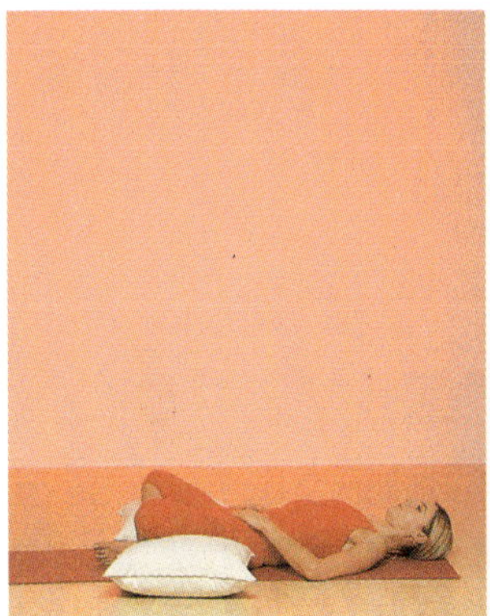

6 Le papillon en positon allongée (p. 94)

# Tonifier et assouplir la colonne vertébrale

Cet enchaînement tonifie et assouplit la colonne vertébrale et les dorsaux ; il stimule la circulation sanguine du dos. Combinez l'enchaînement avec la salutation au soleil (p. 46), la respiration abdominale en position couchée (p. 101) et des exercices de relaxation (p. 109).

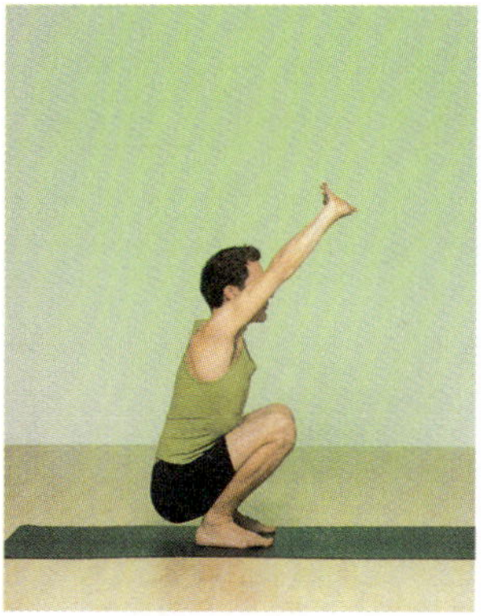

1 L'accroupissement complet (p. 44)

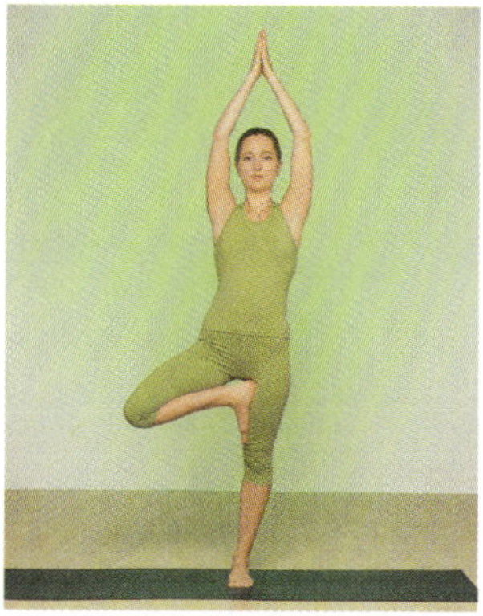

2 L'arbre (p. 75)

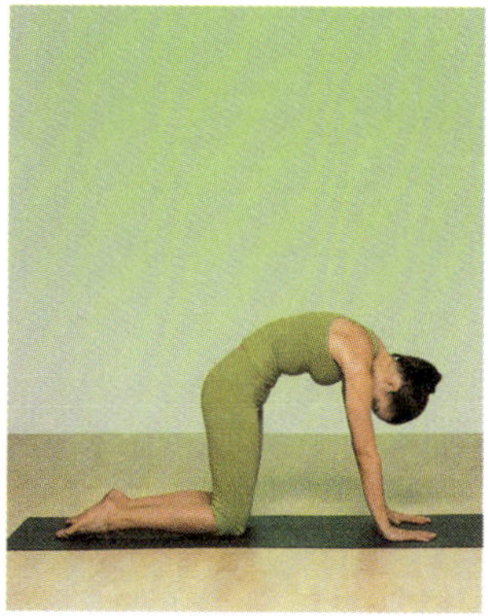

3 Le chat (p. 81)

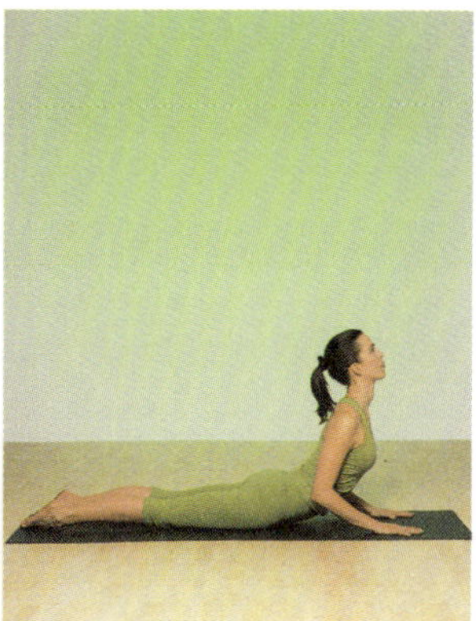

4 Le cobra (p. 62)

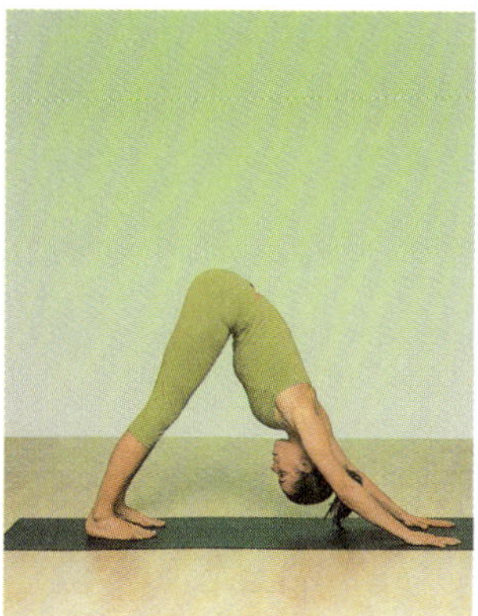

5 Le chien tête en bas (p. 66)

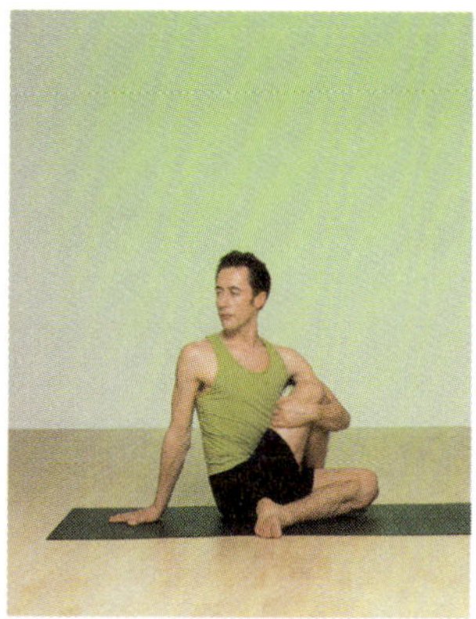

6 La torsion en position assise (p. 40)

# Pour être en forme le lendemain

Avant d'aller vous coucher, pratiquez l'enchaînement suivant qui étire doucement les différentes parties du corps et inverse les effets de l'attraction de la terre. Puis, lorsque vous serez dans votre lit, pratiquez la respiration abdominale (p. 101), détendez-vous et répétez les phrases suivantes : « Mon énergie est puissante » et « Je suis prêt pour la vie ».

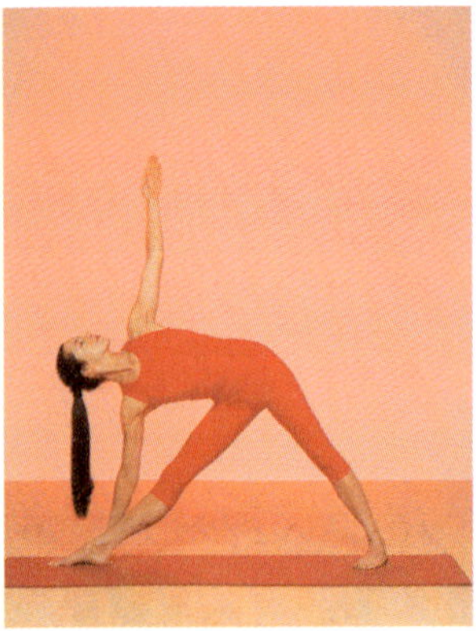

1 Le triangle (p. 72)

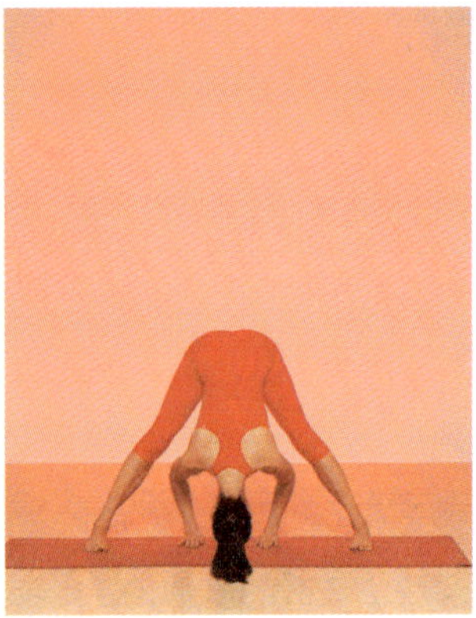

2 La flexion avant jambes écartées (p. 42)

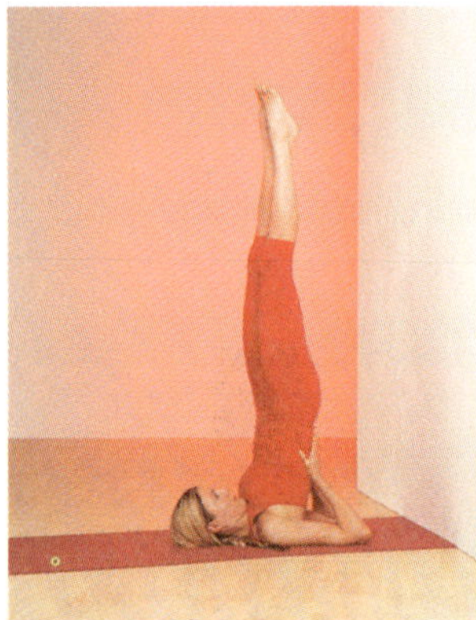

3 La chandelle en appui contre un mur (p. 56)

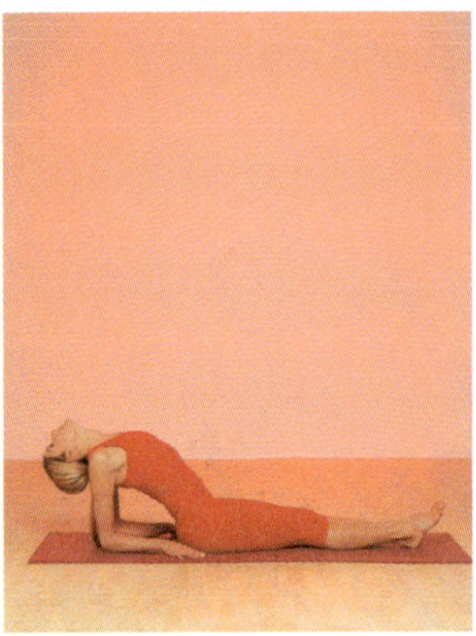

4 Le poisson (p. 93)

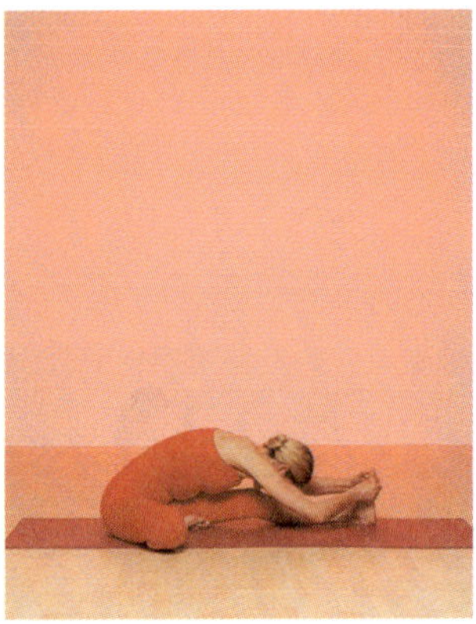

5 La flexion avant en position assise (p. 38)

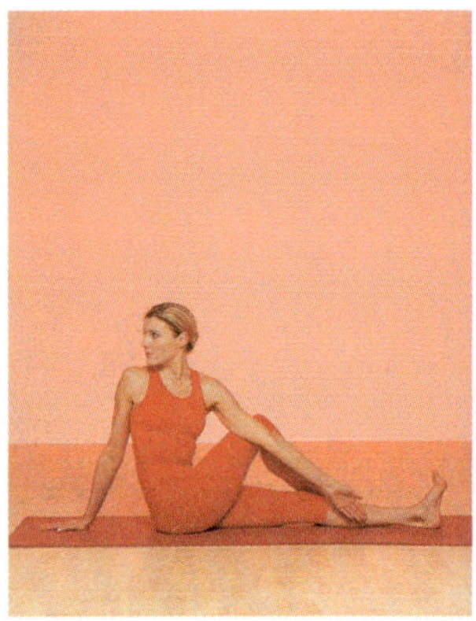

6 La torsion en position assise (p. 40)

# Développer le sens de l'équilibre et la concentration

Les postures suivantes libèrent et apaisent l'esprit tout en stimulant l'activité cérébrale. Durant tout l'exercice, restez concentré sur votre corps et votre esprit. Respirez lentement et régulièrement. Complétez cette séance par la technique de la respiration nasale alternée (p. 106) et des exercices de méditation (p. 109).

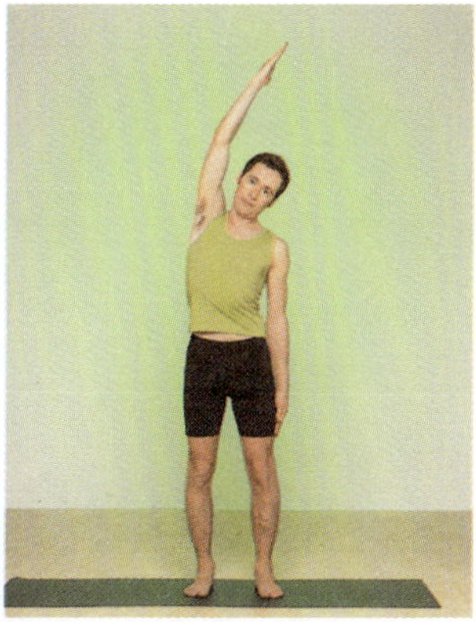

1 La flexion latérale du torse en position debout (p. 54)

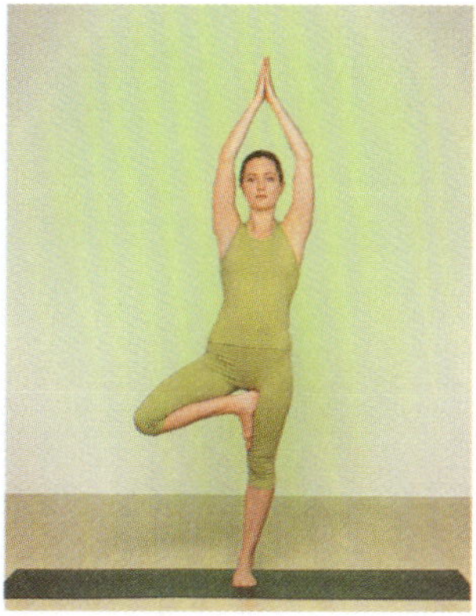

2 L'arbre (p. 75)

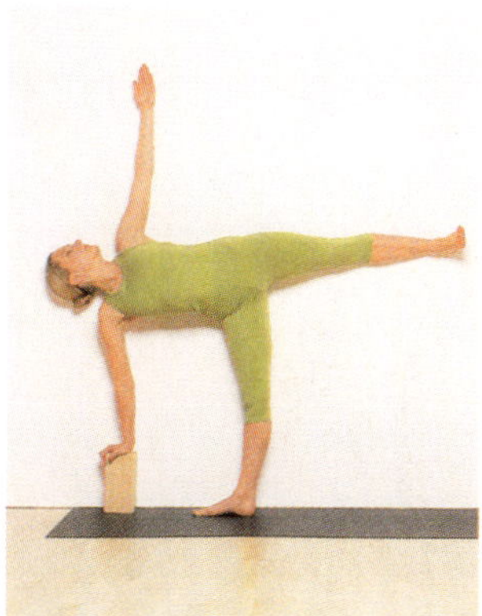

3 La demi-lune (p. 78)

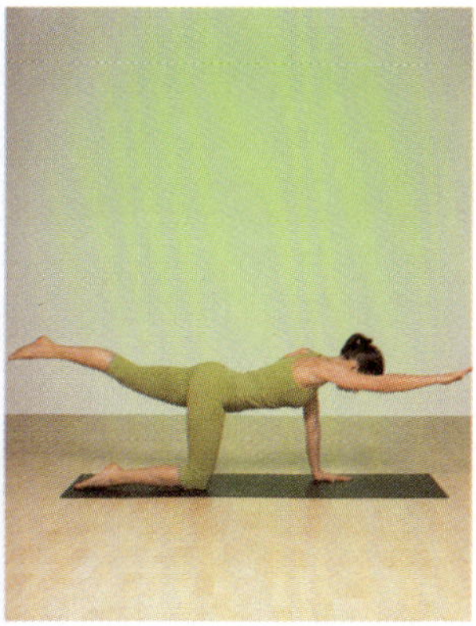

4 Le chat en équilibre (p. 83)

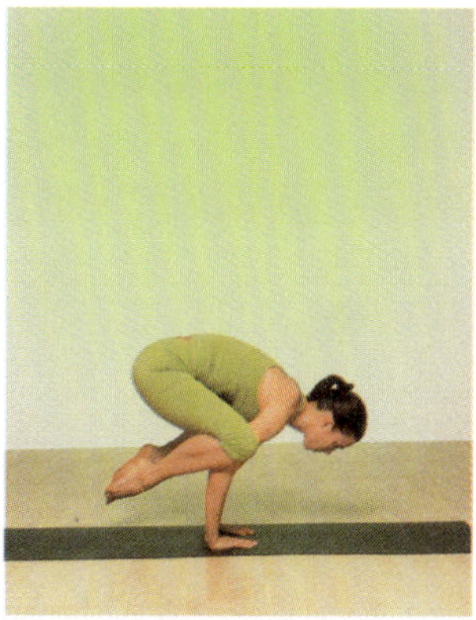

5 Le corbeau (p. 80)

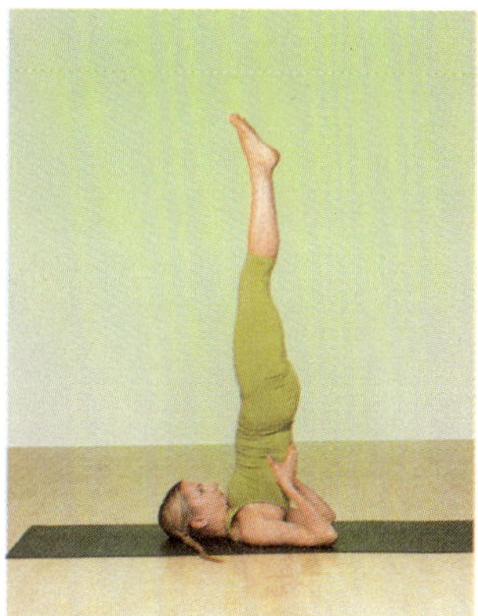

6 La chandelle (p. 60)

# Un regain d'énergie en mileu de semaine

Cet enchaînement vous donnera l'énergie nécessaire pour affronter les derniers jours de la semaine. Commencez par pratiquer la respiration complète (p. 17), puis des étirements (p.18-27). Pendant l'enchaînement, privilégiez la respiration audible (p. 100).

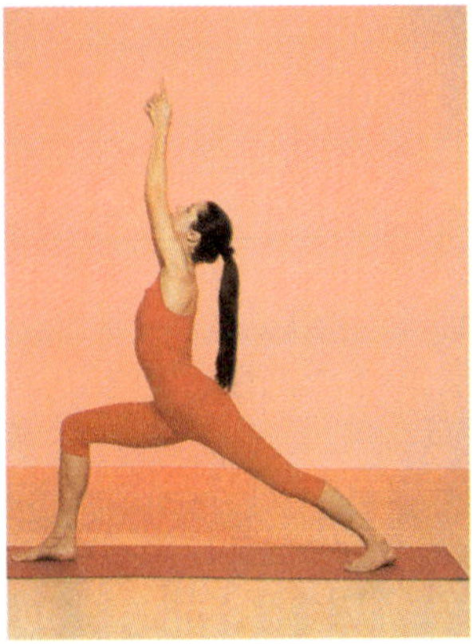

1 Le guerrier (p. 30)

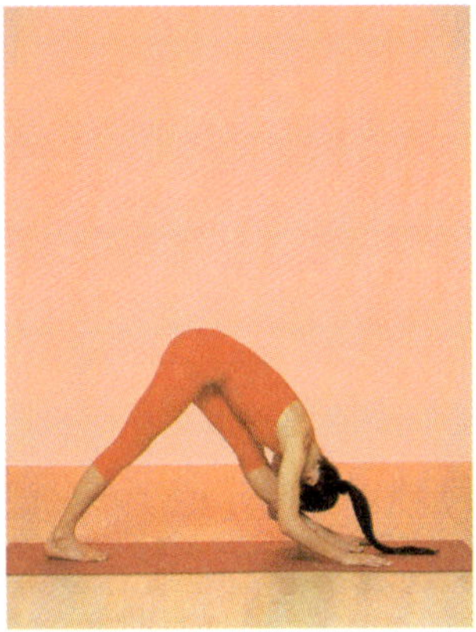

2 L'étirement du coureur (p. 77)

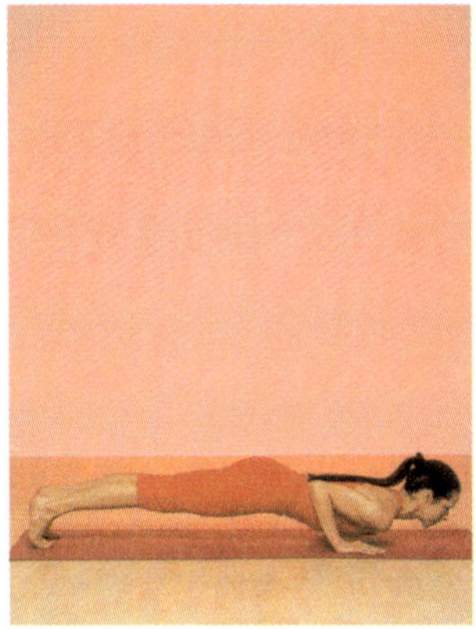

3 Le crocodile (p. 64)

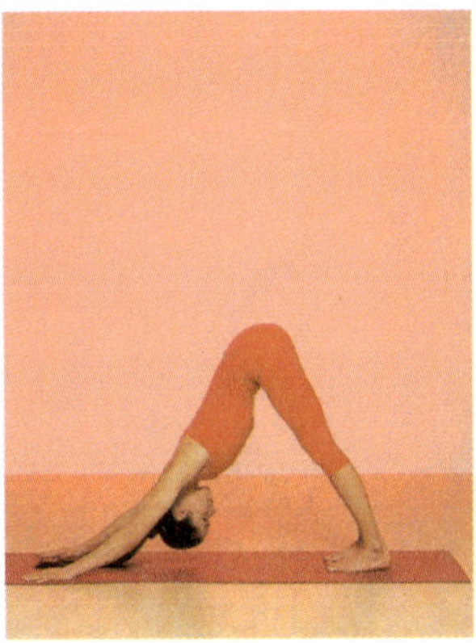

4 Le chien tête en bas (p. 66)

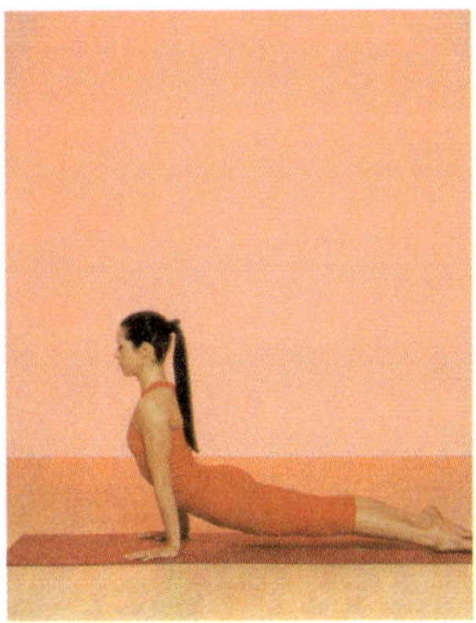

5 Le chien tête en l'air (p. 68)

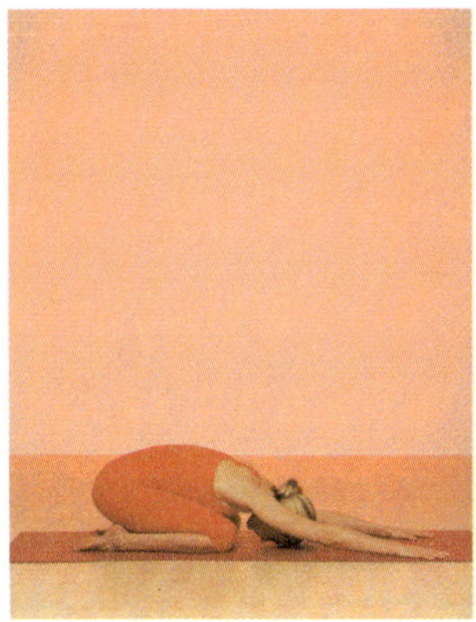

6 Le lièvre (p. 84)

# Éliminer les tensions dans les hanches et les épaules

Si vous passez beaucoup de temps debout ou assis à un bureau , les postures suivantes vous aideront à éliminer les tensions et atténueront les douleurs dans les hanches et les épaules. Pour que la séance soit bénéfique, commencez par des étirements (p. 18-27) et terminez par des exercices de relaxation (p. 109).

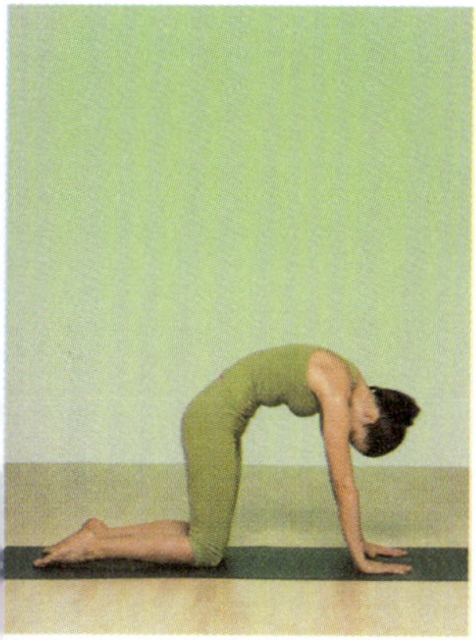

1 Le chat (p. 81)

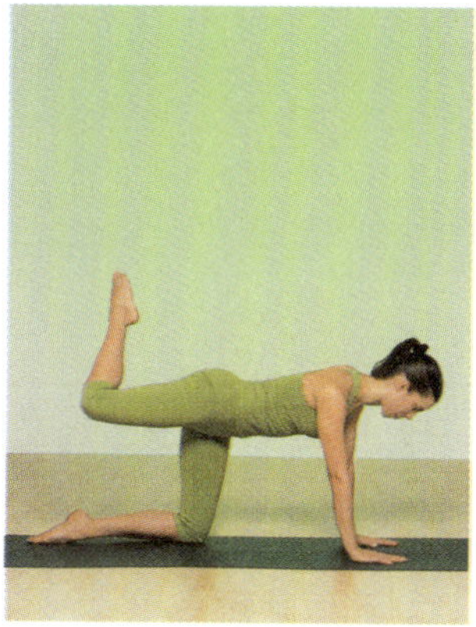

2 Le chat – rotation des hanches (p. 82)

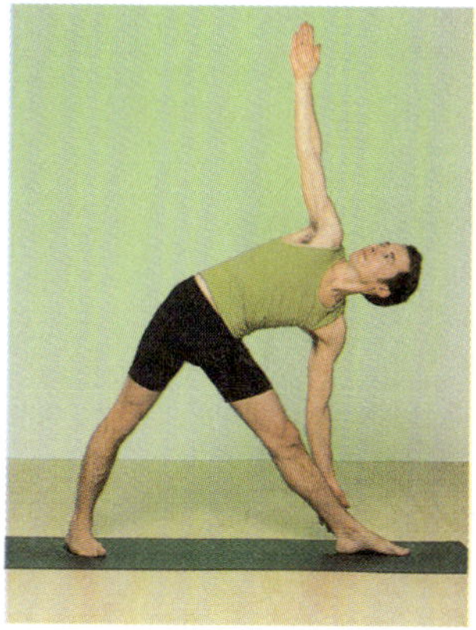

3 Le triangle (p. 72)

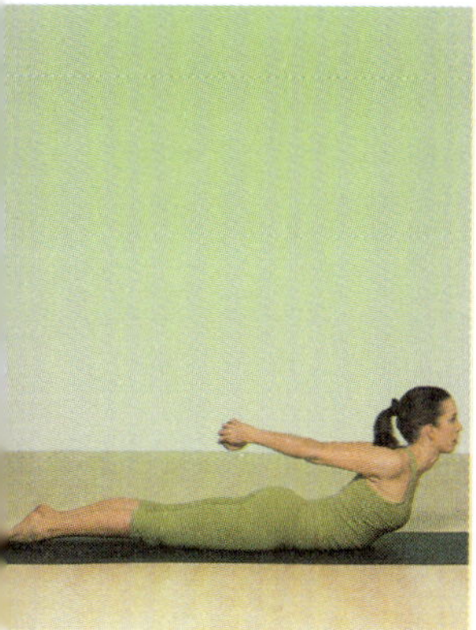

4 Le serpent (p. 95)

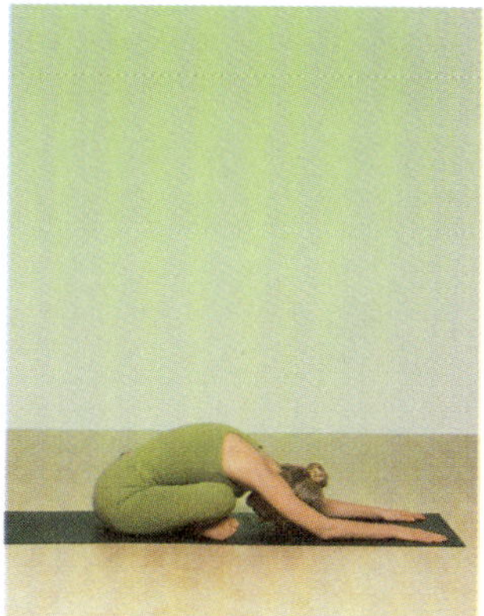

5 La flexion avant assis jambes croisées (p. 98)

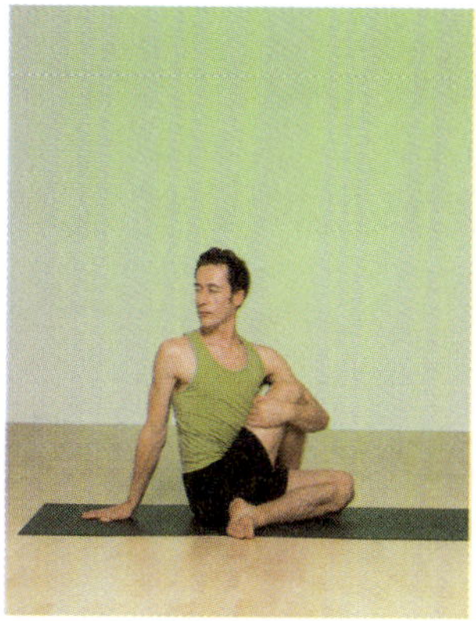

6 La torsion en position assise (p. 40)

# Un regain d'énergie pour le week-end

Cet enchaînement particulièrement stimulant vous apportera l'énergie indispensable pour passer un bon week-end. Complétez-le par des étirements (p. 18-27), la salutation au soleil (p. 46) et l'enchaînement d'étirements en position agenouillée (p. 70).

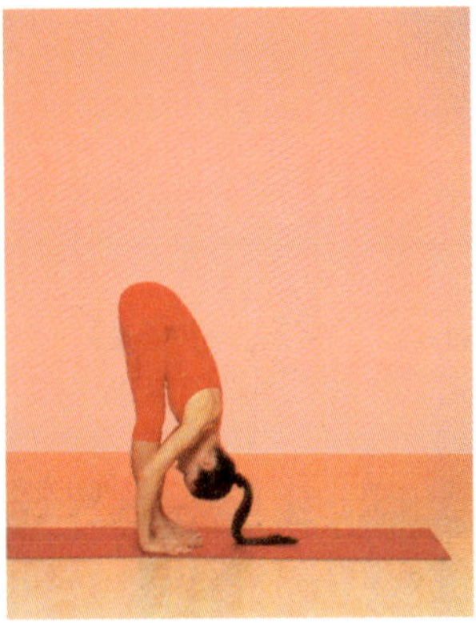

1 La flexion avant (p. 36)

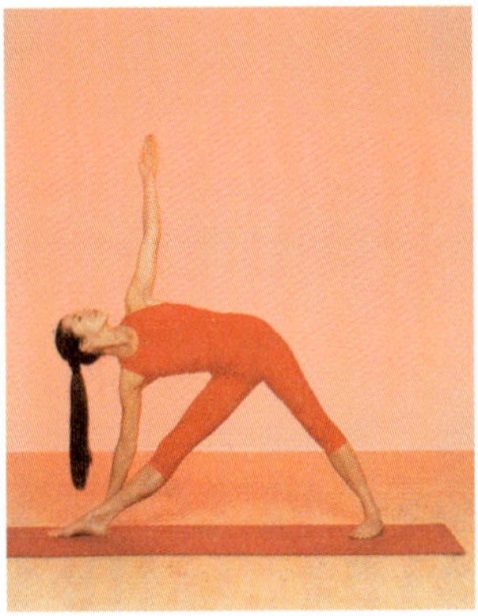

2 Le triangle (p. 72)

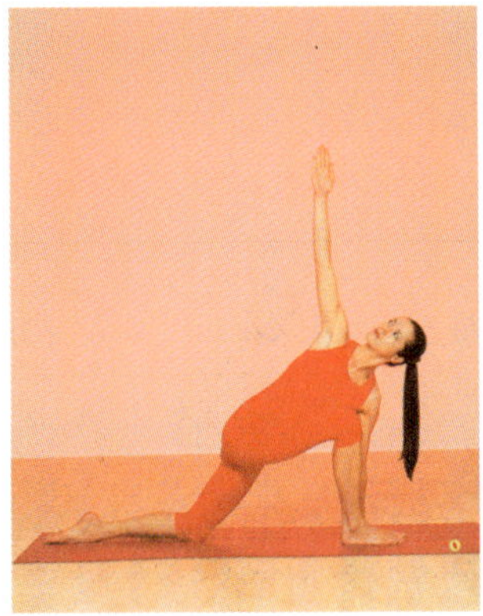

3 La torsion du buste avec fente (p. 97)

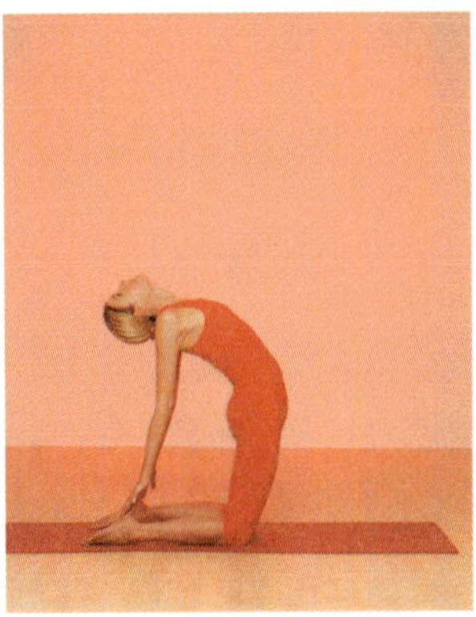

4 Le chameau (p. 88)

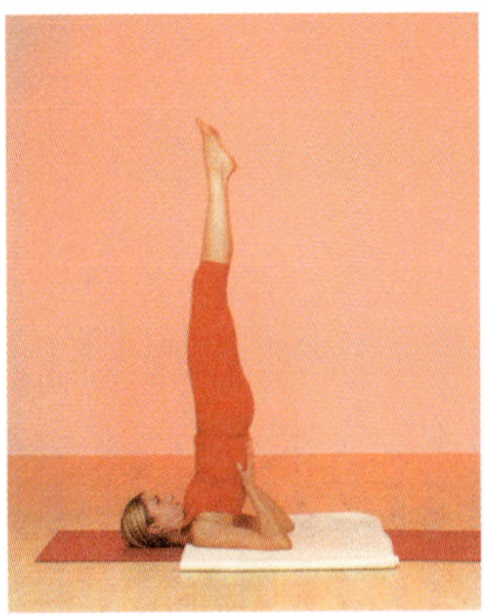

5 La chandelle (p. 60)

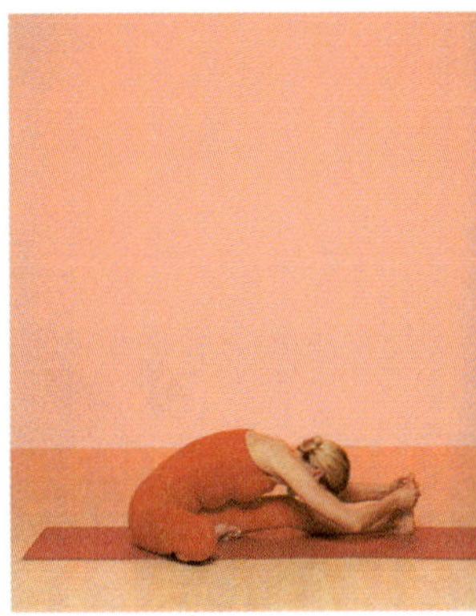

6 La flexion avant en position assise (p. 38)

# Stimuler le système immunitaire

Pour être en pleine forme, le système immunitaire doit fonctionner. Pratiquez régulièrement des exercices physiques et reposez-vous. Le programme suivant stimule le système immunitaire. Pour en augmenter les bienfaits, pratiquez la respiration complète (p. 17), la respiration nasale alternée (p. 106) et la relaxation (p. 109).

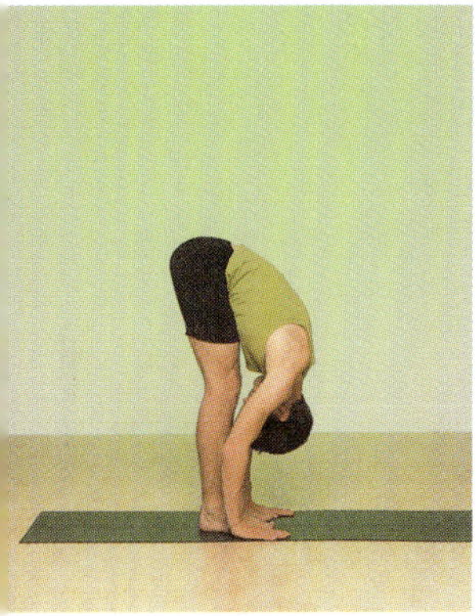

1 La flexion avant (p. 36)

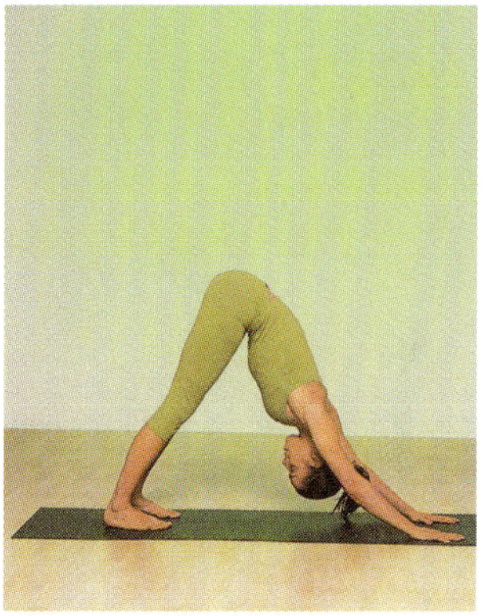

2 Le chien tête en bas (p. 66)

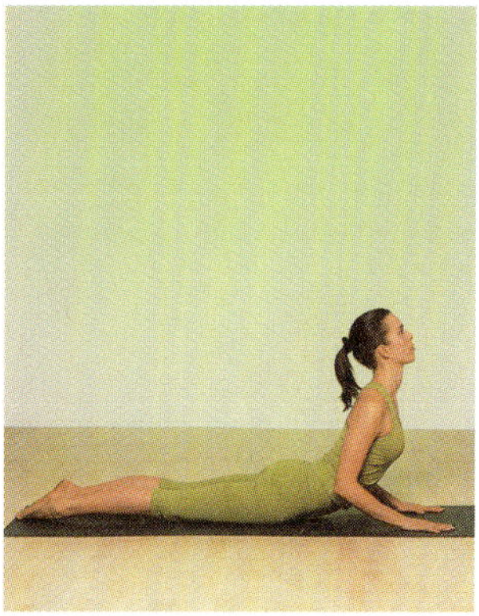

3 Le cobra (p. 62)

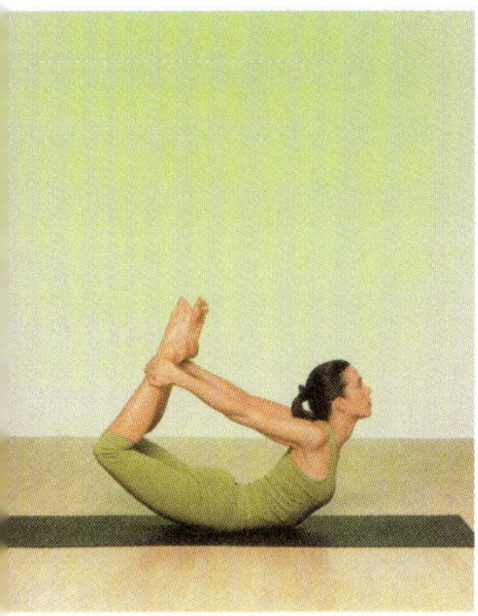

4 L'arc (p. 86)

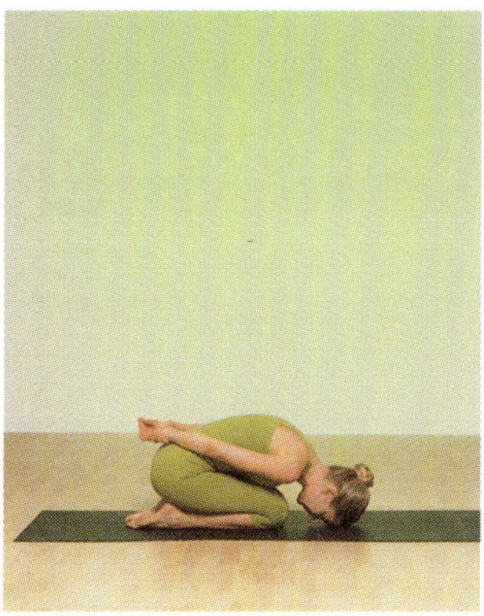

5 L'enfant (p. 96)

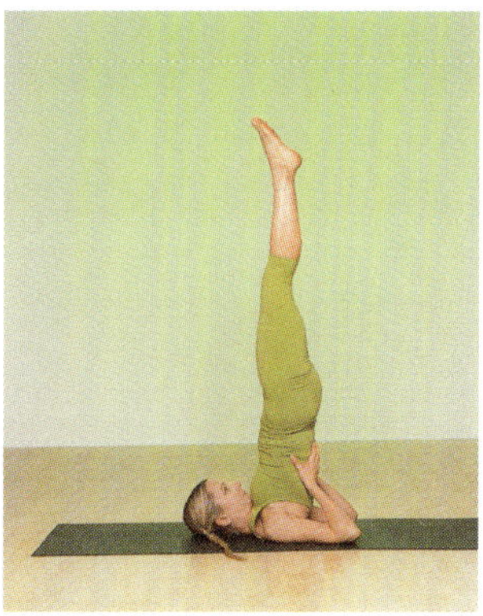

6 La chandelle (p. 60)

# Se remettre d'un long voyage

Si vous parcourez de nombreux kilomètres au volant de votre véhicule, arrêtez-vous régulièrement pour faire des étirements et des exercices de respiration. Après un voyage, complétez cet enchaînement par des flexions latérales (p. 54) et des étirements en position agenouillée (p. 70). Terminez la séance par des exercices de relaxation (p. 109).

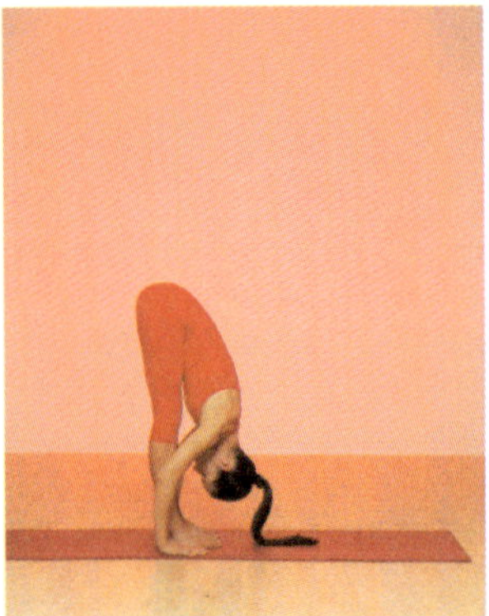

1 La flexion avant (p. 36)

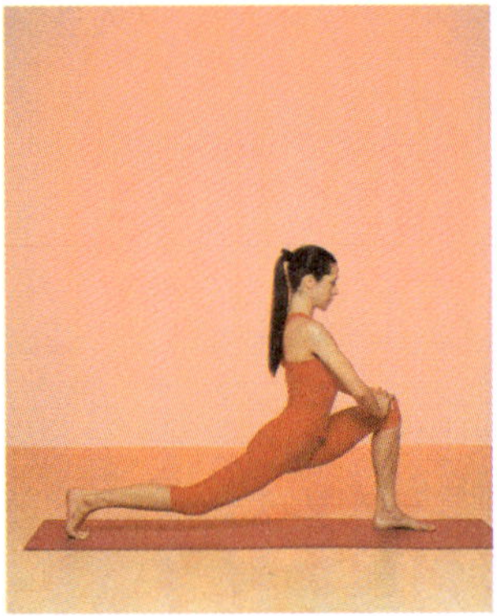

2 Le guerrier – extension en fente pieds fixes (p. 32)

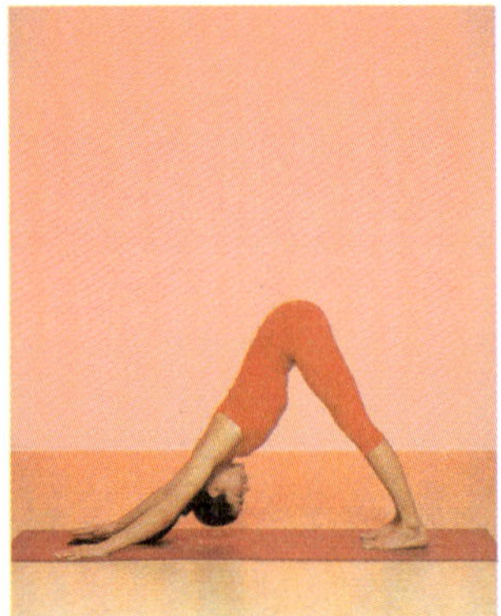

3 Le chien tête en bas (p. 66)

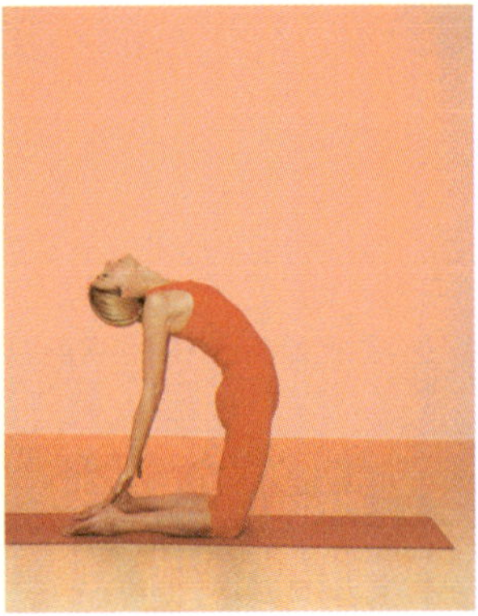

4 Le chameau (p. 88)

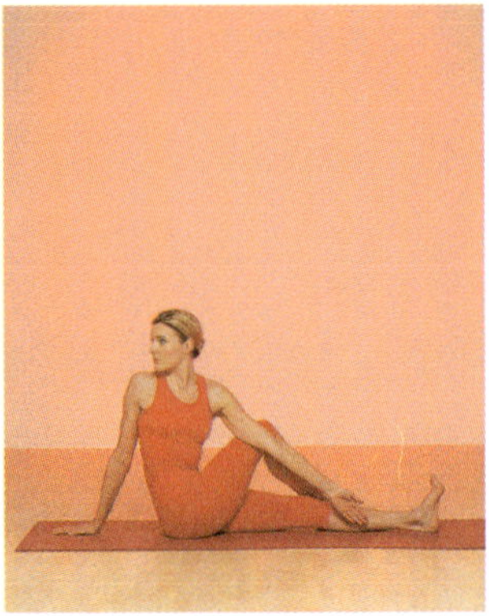

5 La torsion en position assise (p. 40)

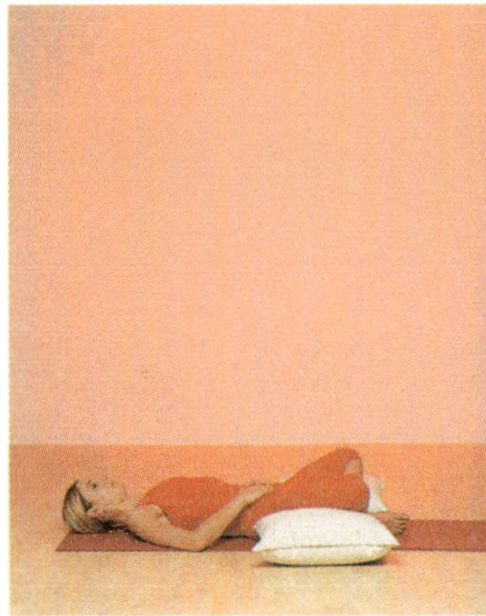

6 Le papillon en position allongée (p. 94)

# Atténuer les troubles liés à la ménopause

Les postures du guerrier et de la sauterelle sont dynamiques. La demi-lune décongestionne la région pelvienne et développe le sens de l'équilibre, alors que la chandelle stimulante, diminue les bouffées de chaleur. Les postures du chien tête en bas et de l'enfant apaisent le corps et l'esprit.

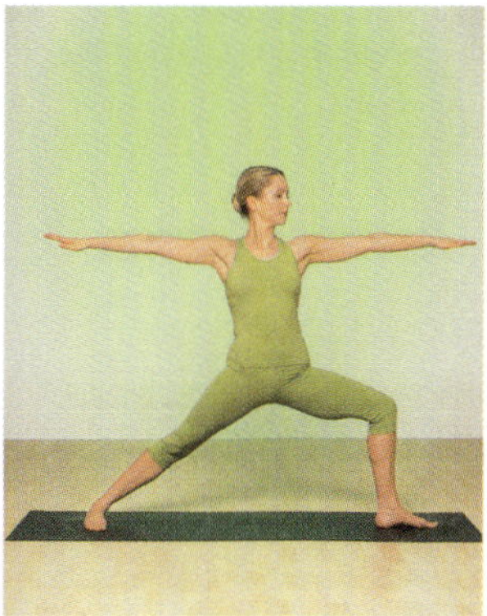

1 Le guerrier – étirement latéral (p. 34)

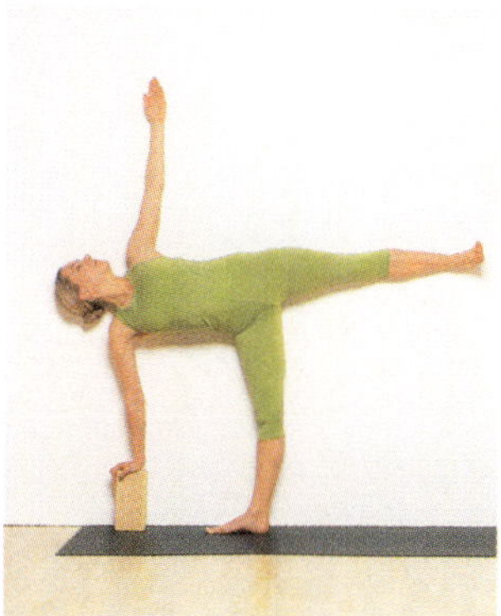

2 La demi-lune (p. 78)

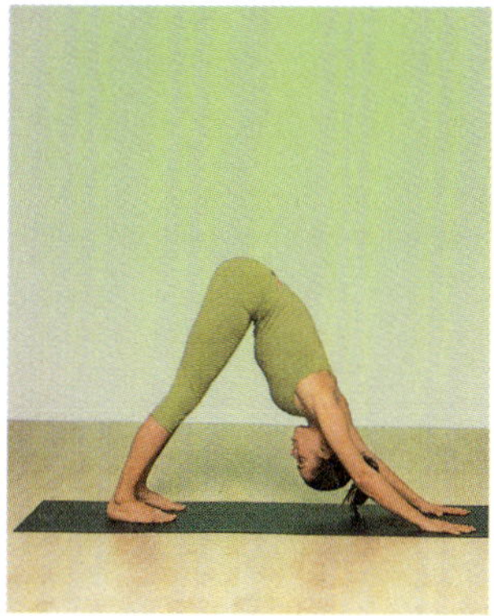

3 Le chien tête en bas (p. 66)

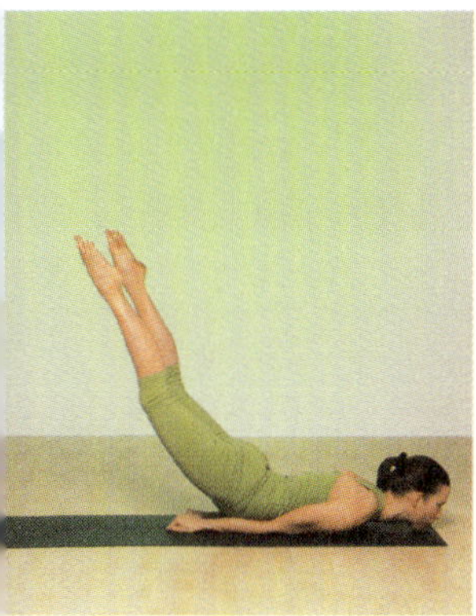

4 La sauterelle (p. 90)

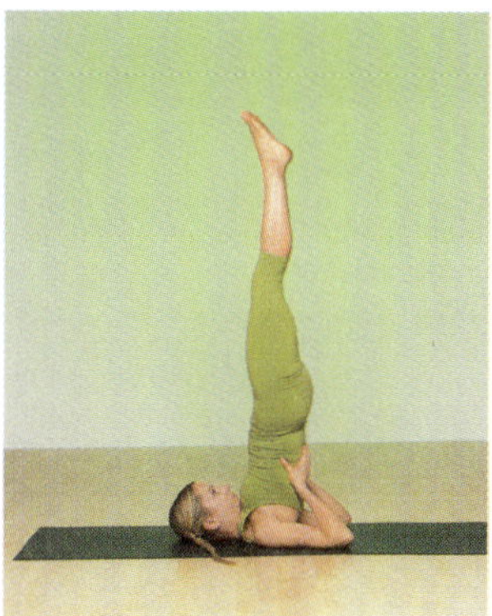

5 La chandelle (p. 60)

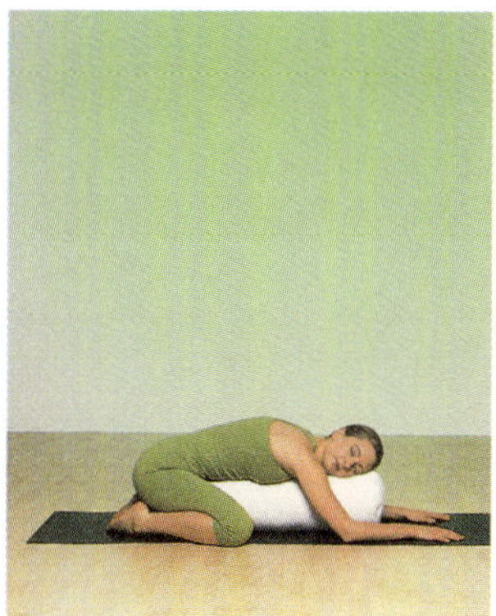

6 L'enfant (p.96)

# Index

## Adresses utiles

Fédération nationale des enseignants de yoga
3, rue Aubriot, 75004 Paris
**Tél.** : 01 42 78 03 05
**Site web** : www.lemondeduyoga.org

Fédération française de hatha-yoga
50, rue Vaneau,
75007 Paris
**Tél.** : 01 45 44 02 59
**Site web** : www.ff-hatha-yoga.com

## Remerciements de l'auteur

Je remercie mes professeurs et mes élèves et tout particulièrement Sheri Greenaway, le Dr Shrikrishna et David Swenson ainsi que Julie Bullock et Liz Taylor qui m'ont aidé pour le texte, le Dr Robin Monro qui m'a fait confiance et m'a poussé à rédiger les différents ouvrages de la collection *Le Yoga pour tous*, Jane et Anne-Marie qui m'ont assisté sur le plan éditorial et avec lesquelles j'ai eu énormément de plaisir à travailler et enfin Nicky et Schroeder qui m'ont toujours soutenu.

**Ont été photographiés** : Emma Cato, Jean Hall, Lee Hamblin, Jane Kemlo et Cate Williams
**Photographie** : Nick Rayment
**Coiffure et maquillage** : Hitoko Honbu
**Studio** : Air Studios Ltd
**Tapis de yoga** : Hugger Mugger Yoga Products – 12 Roseneath Place, Edinburgh EH9 1JB
**Autres équipements** : Yoga Matters – 42 Priory Road, London N8 7EX

## Crédits photographiques

L'éditeur tient à remercier pour l'avoir autorisé à reproduire leurs photographies : Getty Images/Pete Truner (p. 7), Getty Images/Jacques Copean (p. 9) et © Dorling Kindersley (pour toutes les autres photographies) – Pour plus d'informations consulter : www.dkimages.com